麻酔科研修実況中継!

第1巻 [麻酔・周術期管理の基本編]

大阪医科大学麻酔科学教室教授 **南 敏明** [監修]
大阪医科大学麻酔科学教室助教 **駒澤伸泰** [著]

監修の言葉

　新専門医制度は 1 年先送りとなりましたが，研修医の期間を麻酔科で過ごすことは，医師にとって大変大切と思います．
　手術麻酔は究極のチーム医療であり，手術麻酔は究極の安全管理であり，手術麻酔は究極の蘇生学であります．
　ここ 10 年間に，超短時間作用性オピオイド鎮痛薬レミフェンタニル，血液への溶解度を示す血液／ガス分配係数が最も小さく，早期に覚醒できる吸入麻酔薬のデスフルラン，作用発現時間が短い筋弛緩薬のロクロニウム，速やかで確実な筋弛緩回復剤のスガマデクスが使用可能となりました．さらに，声門上器具の i-gel^{TM}，超音波ガイド下の中心静脈穿刺・神経ブロックもここ 10 年で広く取り入れられました．
　Twitter も開始となって 10 年であります．本書はツイッター世代に合致した研修医のツイート（つぶやき）に対する指導医の回答であります．
　この本はあくまでも麻酔科学の入り口であり，興味をもっていただき，さらなる成書へとつなげられれば，目的達成であります．
　最後に，このような斬新な企画に対応していただいた中外医学社に深謝いたします．

　　2016 年 10 月

　　　　　　　　　　　　　　　　大阪医科大学麻酔科学教室　教授
　　　　　　　　　　　　　　　　　　　　　　　　南　敏明

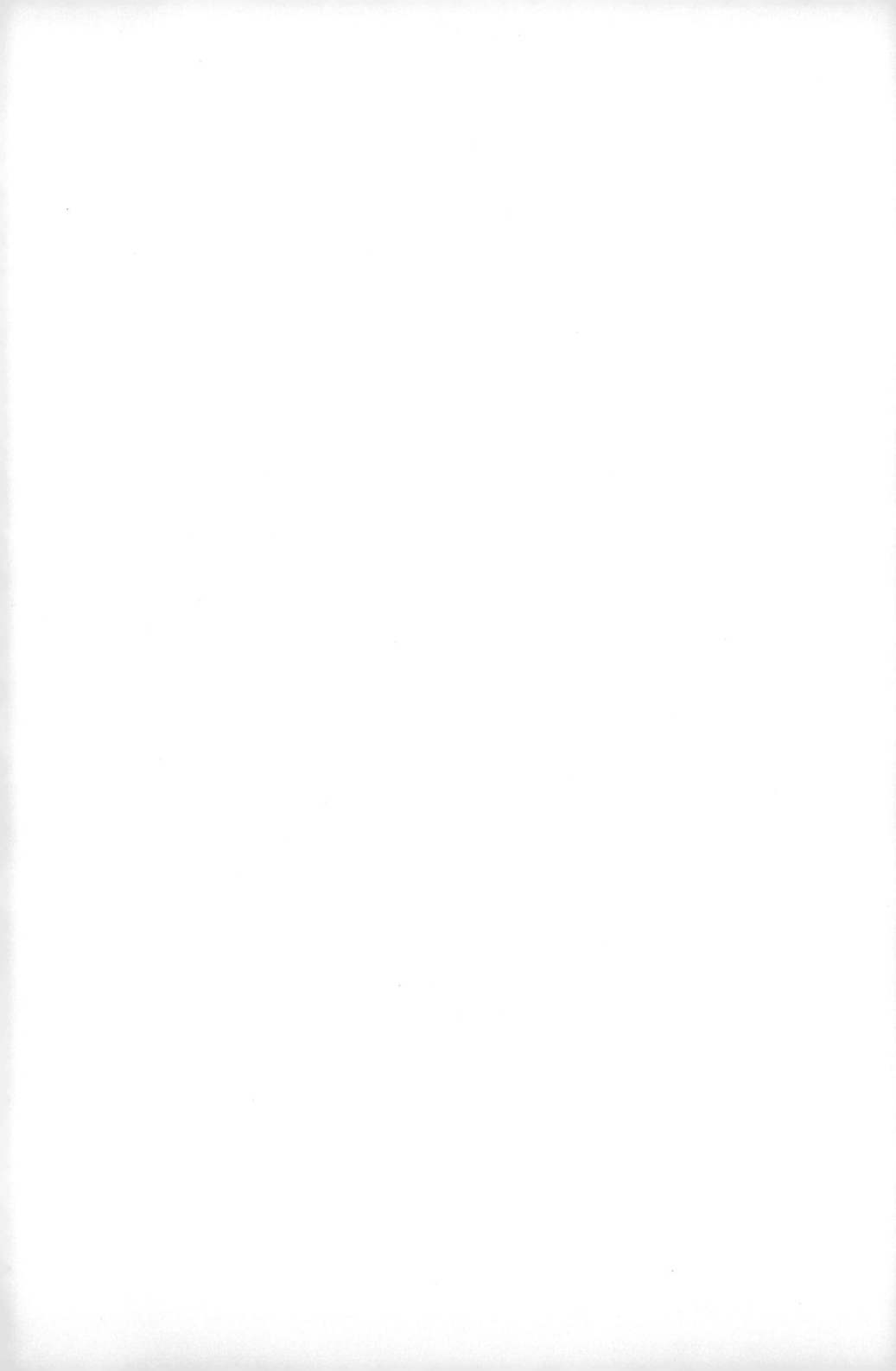

はじめに
〜研修初日〜

　医師国家試験も，楽しかった卒業旅行も終わり，待望の3月末，医師国家試験の合格発表がありました．近畿地方の私立の雄である北大阪医科大学は今年も高い合格率を示し，多くの新医師を生むことができました．現在の日本では臨床研修制度の改革により，2年間の初期臨床研修が行われます．この書は，初期臨床研修で，ほとんどの病院で行われている麻酔科研修に立ち向かう3人の研修医（中山先生，藤田先生，渡辺先生）と指導医（黒澤先生）の実況中継です．具体的な症例や登場人物はフィクションですが，この書で中継されている内容は毎年，日本全国で行われていることなのです．

　麻酔科はただ単に手術の患者さんに麻酔管理を行うだけではありません．周術期管理と呼ばれるように，麻酔科研修で学ぶことは手術室医学であり，痛みの管理，集中治療，医療安全と多岐にわたります．また，患者さんの安全を守るためには周術期管理チームと言われるように，外科医，麻酔科医，看護師，薬剤師，臨床工学技士らが連携して取り組む必要があります．この書は麻酔の流れと管理を学びたい初期臨床研修医や看護師をはじめとするメディカルスタッフが「ゼロから学べる」ように研修初日から研修医の視点で描いています．

　ストーリーは3人が初日の朝の集合でカンファレンス室に集まるところからです．さあ，学生気分の抜けきらない3人の足音が聞こえてきました……．

2016年10月

大阪医科大学麻酔科学教室

駒澤　伸泰

目 次

1 手術室のルール　　1
　　初期研修医の原則5つ　　2
　　麻酔科研修では報告・連絡・相談は必須事項　　4
　　遅刻厳禁　　5
　　手術室のルールを守る　　6
　　術野と非術野の違いを認識する　　7
　　麻薬・筋弛緩薬取り扱いの重みを知る　　7

2 術前診察と同意書取得　　10
　　術前検査，術前状態の把握の必要性　　10
　　術前指示　　20

3 全身麻酔の準備　　23
　　麻酔器の準備　　24
　　気管挿管，ラリンジアルマスクの準備　　27
　　薬剤の準備　　29
　　輸液，シリンジポンプの準備　　30

4 麻酔中のモニタリング　　33
　　カプノグラム　呼気二酸化炭素濃度の重要性　　38
　　麻酔管理で着目すべき点　　40
　　理学所見からわかること　　40
　　モニターからわかること　　41

5 さまざまな気道管理
　　—マスク換気・気管挿管・ラリンジアルマスク—　　43
　　術前における気道評価の重要性　　43
　　気道確保の方法　マスク換気　　45
　　マスク換気の流れ　　47
　　気管挿管とラリンジアルマスクの違い　　48
　　気管挿管・LMA挿入の手順　　50
　　気管挿管の確認　　51

i

6 麻酔科で使うおもな薬剤　56
- 吸入麻酔薬　60
- 静脈麻酔薬　61
- 使用頻度が高い薬剤　63

7 全身麻酔の導入と維持　66
- 麻酔の導入　66
- 患者さんの挨拶と確認　67
- 全身麻酔導入準備　68
- 全身麻酔の導入　70
- 手動換気から人工呼吸への移行と抗生剤準備　74
- タイムアウト　74
- 患者さんの入室と点滴確保　75
- 気管挿管から人工呼吸器への接続　76
- 胃管の挿入　77
- 麻酔の維持　78
- 麻酔の維持と ABCD　78
- 麻酔の4要素　80
- 麻酔管理の ABCD　81
- 人工呼吸器の設定　83

8 麻酔覚醒と術後管理への移行　85
- 患者さんの退室　88
- 手術終了から抜管，麻酔終了への流れ　89
- 全身麻酔覚醒後は呼吸抑制のリスクが高い　91

9 動脈圧ラインと中心静脈穿刺　93
- 動脈カテーテル（A ライン）　93
- 動脈圧ラインの適応　96
- 動脈圧ラインの作り方　99
- 動脈圧ラインの確保　99
- 中心静脈（CV）カテーテル　100
- 中心静脈とは？　100
- 大腿静脈，内頸静脈，鎖骨下静脈の鑑別　101
- 超音波ガイド下中心静脈カテーテル留置　101
- 中心静脈カテーテル留置の合併症　102
- 中心静脈カテーテルの適応　103
- 中心静脈カテーテルの穿刺法　103

10 硬膜外麻酔と脊髄くも膜下麻酔　　　106
　硬膜外麻酔　　　106
　脊髄くも膜下麻酔　　　109
　硬膜外麻酔・脊髄くも膜下麻酔時の消毒　　　111
　硬膜外麻酔の意義　　　111
　脊髄くも膜下麻酔　　　114
　硬膜外麻酔・脊髄くも膜下麻酔の注意点　　　116

11 麻酔科と医療安全　　　119
　インシデント・レポート・システム　　　125
　WHO 手術安全チェックリストの意義　　　126

おわりに～1週間経過して～　　　130

COLUMN
　換気困難症例への対応　　　54
　周術期管理チームの概念　　　128

　参考資料：麻酔説明書の1例（北大阪医科大学附属病院）　　　131
　参考ガイドライン　　　144

　索引　　　145

●登場人物紹介●

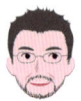

黒澤先生
北大阪医科大学麻酔科学教室の教育主任．
麻酔科専門医，ペインクリニック専門医，緩和医療専門医である．謎の多い指導医であるが，第1巻以降，徐々にその専門性が明らかになっていく予定．

中山先生
北大阪医科大学附属病院の初期臨床研修医．
学生の頃から，痛みのメカニズムや治療に興味があり，麻酔科か内科かで迷っている．学生時代は硬式テニス部．優柔不断なところもあるが，真摯に患者と向き合おうとしている．

藤田先生
北大阪医科大学附属病院の初期臨床研修医．
外科系診療科を志望している．学生時代はラグビー部で西日本医学生体育大会で決勝まで進んだ．持ち前のパワーで目の前の課題をこなしていく．

渡辺先生
北大阪医科大学附属病院の初期臨床研修医．
内科系診療科を志望している．緩和医療に少し興味がある．学生時代は茶道部所属．3人のなかで最も冷静沈着である．

麻酔科研修 実況中継！ 第1巻 麻酔・周術期管理の基本編

Chapter 01

手術室のルール

Introduction

　会社でも学校でもどんな組織にもルールがあります．病院，特に手術室やICUは患者さんが生命の危険に直面する場所です．少しの油断が大事故につながるのでルールを守って「安全」かつ「充実」した研修にしましょう．

　ここは，北大阪医科大学の麻酔科医局です．現在時間は朝7時30分，多くのレジデントの先生が帽子とマスクをつけてバタバタと行き来しています．中山，藤田，渡辺の医師免許を取ったばかりの超ビギナー医師である中山，藤田，渡辺先生は，集合場所である医局に入ってきました．

 藤田 麻酔科医局はここだね，しかし麻酔科は朝早いね．

 中山 ポリクリのときは8時30分集合だったからね……．ああ眠い．

 渡辺 あっ，先生が来たわよ．

1

黒澤　おはようございます．教育主任の黒澤です．あれっ．君，名札は？？

　　　すみません，忘れてきました．

　　　ありえない……．自分が研修医であることを周囲に示さないなんてことはリスクマネジメント上ありえないよ．そんなことで，責任をもった医師としての対応ができるのかな？

　　　すみません．

　　　それではオリエンテーションを始めます．大切な原則が4つあります．それは，**①不明な点があればすぐに上級医に相談すること**，一瞬の遅れが致命傷につながるからです．**②遅刻厳禁**，これは朝来る時間だけでなく，患者入室時に部屋にいないとかも該当します．**③手術室のルールを守ること**，すなわち帽子，マスク，手指消毒をすることなどです．最後に，**④術野（清潔野）と非術野（不潔野）の違いを知ること**が大切です．

■ 初期研修医の原則5つ

①報告・連絡・相談（表1-1）
　何かわからないことがあれば，上級医かその日の責任者（施設によってライター，責任番などの表現あり）にすぐに連絡する！　異常事態発生時に連絡しないことは危険．わからなければ，どんなに術者らに急かされても「上の先生を呼びます」と言って連絡する．

②遅刻厳禁（図1-1）
　朝の出勤時間だけでなく患者さんが入室する時点でバタバタと部屋の準備をしているようではダメ．患者さんにお尻を向

Chapter 01

手術室のルール

けない.

③手術室のルールを守る

手術室に入るときは，**アルコールジェルなどで手指消毒**をして，**入り口で帽子とマスク**を着用.

④術野と非術野の違いを知る（図1-2）

麻酔科医や外回り看護師はおもに非術野から術野の安全を支援する．術野と非術野の連携が安全な手術に必須.

表1-1 ● 報告・連絡・相談はどの業界も新人の必須事項

- 今日の準備薬剤は何にしましょう？
- 患者さんが入室されました．
- 点滴が漏れているような気がするのですが？
- 血圧を上げるのにどちらの薬剤を使用したらいいでしょうか？
- 不整脈が発生しました．
- 外科の先生の言葉がわかりません．
- 少し体調が悪いのですが……．

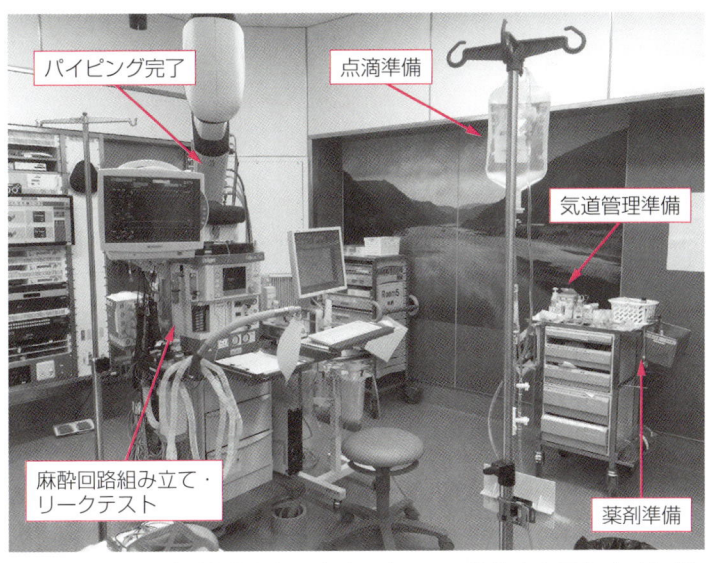

図1-1 ● 遅刻厳禁（患者さん入室時にすべての準備を完了させておく）

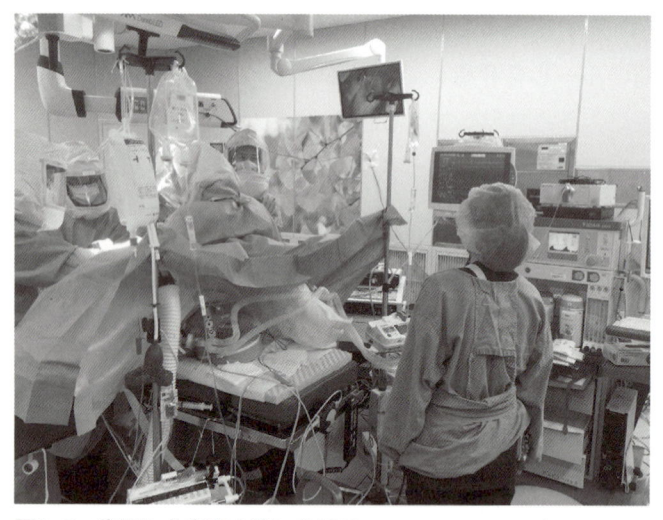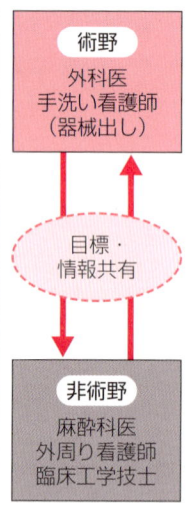

図1-2 ● 術野と非術野の違いを知る

⑤ **麻薬・筋弛緩薬取り扱いの重みを知る**
　金庫で保存されている薬剤の使用については何よりも注意が必要．

麻酔科研修では報告・連絡・相談は必須事項

　クリクラで内科を回っていたときに，自分で考え抜いてから質問しなさいと言われましたが，早く聞いていいのですか？

　良い質問だね．手術中はどんな急変が起こるかわからない，数秒でそこまで事態が悪化することはないけれども数分の遅れが予後を決定することもある．クリティカルケアと言われる領域はまずは報告・連絡・相談だよ．もちろん，あとで自分の行動が正しいかどうかを振り返ることは大切だけど，反省はあとからできる．だから，まずは力を合わせて急変対応を行うのがクリティカルケアの原則だよ．

Chapter 01
手術室のルール

　心停止をみたときに原因を考えつつもまずは助けを呼んで蘇生を開始するのと同じ考え方ですか？

　そうだよ，麻酔，救急，集中治療はクリティカルケアに入るからね．とりあえず，不安や異変に「何となく」気づいたらそれを報告することが大切だよ．

遅刻厳禁

　次の遅刻厳禁というのは遅れてくるのがそんなにまずいことですか？

　学生の遅刻は，自分1人の責任で自分1人の迷惑だったね．でも医師や看護師は多くの人たちと連携して働いている，いわゆる周術期チームなのだよ．だから遅刻は厳禁．

　患者さんの入室時に準備を続けているというのは？

　もしも研修医の皆さんが手術を受ける立場だったらどう思う？　今から全身麻酔，手術を受けるのに準備が整わず，バタバタしていたら患者さんはどんな不安のなかで手術室にいないといけないだろうか．考えてごらん．

　そう考えると笑顔で迎えてほしいですね．

　だから慣れるまではかなり早く来るべきだと思うよ．麻酔の準備は時間をかけたほうが安全性は高まるからね．

　何か目が覚めた気がします．明日から早起きしてきます．

■ 手術室のルールを守る

　手術室のルールというのは白衣でなくて手術着に着替えるとかですか？

　そうだね．ただ，それだけではないよ．手術室は患者さんの命をあずかっている場所だから最高のリスクマネジメントが要求される場所なのだよ．いわば医療安全と感染対策かな．

　手術着に着替える理由は感染対策ですか？　医師の白衣や聴診器は細菌がいっぱいで汚いと学生の頃に聞いたこともあります．

　そうだね，感染対策の目的は医療者も患者も守るために手術着を着て，帽子・マスクをすることが大切だね．

　院内履きなら靴はいいのでしょうか？

　良い質問です．昔は手術室用のサンダルを使用している病院がほとんどだったけれど，最近は院内履きなら同じ靴，すなわち一足制を採用しているところも多いよね．それよりも大切なのは手指消毒だね．

　至る所にアルコールプッシュがありますよね．

　そうなんだよ，我々医療者がMRSAなどの多剤耐性菌を運んでいると言っても過言ではない，だから事あるごとに手指を洗うことは大切だね．

　他にもどんなルールがあるのでしょうか？

　針刺し予防のための針を捨てるルールとか，さまざまなルールがあるよ．それは少しずつ学んでいけばいい．

Chapter 01

手術室のルール

■ 術野と非術野の違いを認識する

　学生の頃，手術台に近寄り過ぎて外科の先生や手洗い看護師さんに怒られました．

　ははは，私もそうだったよ．術野の清潔と非術野の不潔という概念は理解しにくいからね．

　麻酔科は非術野で働くのですよね．

　そうだよ，でも常に術野で何が行われているか，何が問題かを見極めていないといけない．そして術野の医療者と適宜コミュニケーションをとる．それが麻酔科医の仕事だよ．

　学生でガウンを着せてもらったとき術野はとても窮屈でした．

　術野でしかできないこともあれば非術野でしかできないこともある．だから僕たちは常に連携して患者さんの管理をしないといけないのだ．

　できるだけ術野も見ながら取り組みたいと思います．

■ 麻薬・筋弛緩薬取り扱いの重みを知る

　テレビで筋弛緩薬紛失などのニュースがよく流れていますよね．なぜそこまで大きな問題になるのかピンとはこないのですが……．

　考えてみよう．もし筋弛緩薬が間違えて点滴から投与されたらどうなるかな？　患者さんは意識があるのに呼吸ができなくなって死んでしまうよね．麻薬だっていくら医療用だからといっても，使い方を間違えると大変なことになってしまう．手

術室で使う麻薬や筋弛緩薬は患者さんの命を守るという目的のために使用されているのだよ．

　管理はどうしたらいいでしょうか？

　いつもは金庫に入っているから，その出し入れは基本的に指導医が行うよ．ただ術中に薬剤をシリンジに引いたりするのは研修医の皆さんもすることになる．その場合，必ず薬液紛失やバイアル破損があってはいけないよ．

　もし万が一割ってしまったらどうしますか？

　報告・連絡・相談ですよね．

　そう，そのとおり．

　その他，手術室に限定されたことではないけど基本的に初期臨床研修医は単独診療の資格をもたないので単独名記載での同意書の取得はできないよ．**カルテのコピーを道に落としたりしたら個人情報保護法で問題**となるね．実習の学生がコピーを要求してきても断わってね．

　わかりました．もう学生じゃないですもんね．

　緊張してきました．

　でも頑張ります．

　最初は誰でも緊張するよ．私だって10年前は緊張と心の震えが止まらなかったよ．それが命の重みだからね．もちろん体

Chapter 01
手術室のルール

調が悪いときなどもすぐに相談してね.

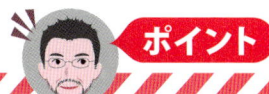 **ポイント**

- ☑ 報告・連絡・相談はどの業界も新人の必須事項
- ☑ 遅刻・無断欠席はどこの部署でも厳禁．万が一の場合は連絡しよう
- ☑ 体調不良などの場合はすぐに相談する
- ☑ 手術室のルールを知って手術着，手指消毒，帽子，マスクをきちんとしよう
- ☑ 術野と非術野の違いを知ってチームで患者さんを守ろう
- ☑ 手術室で用いられる麻薬・筋弛緩薬の管理の重要性を知ろう

Memo 気づいたこと，自分の研修先のルールを書こう

Chapter 02 術前診察と同意書取得

Introduction

全身麻酔を受ける前に患者さんは多くの検査や処置，術前説明と同意などのステップを踏んで手術室に来られます．外科医も術式などを事前に計画，カンファレンスなどで確認してやってきます．当然麻酔科医も準備を徹底して臨まなければなりません．ここでは，患者さんの術前評価と術前説明について学んでいきましょう．

ここは術前診察室です．手術を受ける患者さんたちはここに入って来ます．

■ 術前検査，術前状態の把握の必要性

 さあ，今から術前説明を行うけれど，まずは電子カルテで患者さんの情報を集めよう．614号室の大村 歩さんだね．

 情報が膨大なので何を調べたらいいか難しいですね．

Chapter 02

術前診察と同意書取得

　まずは**病名**と**術式**は必須だね……他は？

　身長と体重は気管チューブの大きさや薬剤量を決めるのに必要だと思います．あとは**術前採血データとかX線**でしょうか？

　患者さんが術前に受ける検査は2つある．1つは**診断のための検査**，そしてもう1つは**手術のための検査**だよ．手術のための検査は全部見ておこうね．そのために負担の大きい検査をいろいろと受けているのだから．

　血液検査でヘモグロビンは……ASTとALTが軽度上昇となっていますが，脂肪肝の診断がついていますね．腎機能は正常範囲内です．

　胸部X線は心胸郭比が0.3で正常範囲内，特に異常所見はありません．

　呼吸機能検査もスパイログラムで異常はありません．

　よろしい，あとは全身麻酔歴や疾患の進行度も非常に重要だから事前情報を集めよう（表2-1～4）．私たちは非常に短い関わりのなかで手術という危険な医療行為を共にするんだから，術前にできることはすべてするべきだね．

表2-1 ● 術前評価の目的と必要性，重要性

- 術前評価の目的：
    患者の周術期合併症の発生の低下
    術中および術後のトラブル回避，死亡率の減少
- 手術の際，麻酔科医は患者状態を正しく把握する必要がある
- 術前の患者状態が，術中・術後の患者状態に影響を及ぼすことが多い

表2-2 ● 術前診察・術前評価

a) 目標
　①患者および家族とのコミュニケーションの確立
　②術前状態の把握・改善
　③患者に最も適した麻酔計画の検討
　④インフォームド・コンセントの実施
　⑤患者の手術・麻酔に対する不安の除去

b) 術前評価の流れ
　①カルテのチェック
　②患者の診察（問診・身体学的所見）
　③患者への麻酔の説明と患者の希望麻酔の把握
　④麻酔計画の立案（外科医・主治医との打ち合わせ）

表2-3 ● さまざまな術前合併症

①呼吸器系合併症
　上気道炎・肺炎・喘息・肺気腫・肺ブラ
②循環器系合併症
　高血圧・虚血性心疾患・弁膜症・心不全・先天性心疾患・大動脈瘤
③中枢神経系合併症
　意識障害・脳圧亢進・脳梗塞・TIA・脳出血・四肢痙攣・麻痺
④肝炎，肝硬変，腎機能低下，腎不全
⑤内分泌疾患，代謝性疾患（糖尿病など），肥満，低栄養状態
⑥出血傾向，DIC

表2-4 ● 術前診察で患者さんに会う前に把握できる検査はすべて把握する

身長・体重
現病歴
既往歴
生活歴（喫煙，飲酒）
内服歴と休薬中止期間
手術に対する思い
アレルギー
血液検査（ヘモグロビン，血小板，肝機能，腎機能）
呼吸機能検査（スパイログラム）

Chapter 02
術前診察と同意書取得

 大村さーん，大村 歩さーん，どうぞお入りください．

緊張した面持ちの中年男性が入室されてきました．

 初めまして，大村です．

 すみません，確認のためフルネームと生年月日をお願いします．

 はい．大村 歩，1952年6月18日生まれです．

 どうもこんにちは，明日の麻酔を担当させていただきます黒澤と申します．カルテはできるところまで拝見させていただきましたが，実際にお話や診察をさせていただかないとわからないこともありますので，同じことを聞くかもしれませんがご容赦ください．ここでは麻酔のための診察と説明をさせていただきます．入院時にお渡しした麻酔の説明書には目を通されましたか？

 はい，一応目を通しました．よくわからないこともあるので，よろしくお願いします．

 大村さんは明日，腹腔鏡下胆のう切除術を受けられるということでよろしいでしょうか？ 今まで全身麻酔を受けられたことはありますか？

 そうです．全身麻酔は初めてです．不安です．

 不安になるのは当たり前ですよ．ですが，いろいろと検査を受けて万全の状態で臨みますのでリスクは最小限になると思います．ご血縁の方で全身麻酔を受けて変わったことはありませ

んでしたか？　大村さんはアレルギーや喘息がありますか？

　いえ，特に血縁者でそういう話は聞きません．私自身は花粉症くらいですかね……．

　ありがとうございます．何かお薬を内服されていますか？タバコやお酒はどうですか？

　薬は，アムロジピンを朝に飲んでおります．タバコは3年前にやめました．酒は1日にビール1本くらいですかね．

　それでは，気道の診察をさせていただきます．口を大きく開けてください．はい，ありがとうございます．首を後ろに傾けてください，何の問題もないですねー……．いびきはかきますか？

　家人より，いびきだけでなく呼吸が止まっていることがあると言われています．

　情報ありがとうございます，気道が閉塞しないように気をつけますね．それでは麻酔の説明に入らせていただきます．大村さんが受ける腹腔鏡下胆のう切除術は基本的に全身麻酔で行います．全身麻酔は，基本的に点滴を確保して行う麻酔ですので，麻酔開始前に点滴を1本確保させていただきます．おそらく普通の点滴よりは少し太目の点滴になります．また，手の甲の浮き出ている血管を第一に狙いますが，これは神経障害が少ないからです．

　なるほど．

　全身麻酔の最初は点滴から，痛みをとる医療用麻薬，意識レベルを落とす鎮静薬，筋肉の収縮を抑制する筋弛緩薬を投与します．これで意識のないうちに安全に手術を行うことができます．ただ，全身麻酔中には自分で呼吸をしなくなるので，人工

Chapter 02
術前診察と同意書取得

的に呼吸をする必要があります．そのため，入眠されたあとに口から気管内にチューブを入れさせていただいて人工呼吸します．もちろん手術が終わって覚醒してこられたら抜きます．

なるほど．麻酔中に目が覚めるということはありますか？

脳波モニターで鎮静深度を持続的にモニタリングしますので基本的にそういうことはありません．

それで安心しました．気管内にチューブを入れて大丈夫でしょうか？

人工物を気管内に入れますので2〜3日は咽頭痛や嗄声が起こることもありえますが，基本的には時間経過とともに治ります．あと，術後鎮痛について説明させていただきます．たとえ腹腔鏡手術といっても傷は存在して痛いので，持続して医療用麻薬を投与します．また，他の種類の消炎鎮痛薬も併用してできるだけ痛みのないようにします．

痛みのことが心配でしたのでとても安心しました．ところで，手術中に心臓などの急変が発生した場合はどうなるんでしょうか？

ご質問ありがとうございます．もちろん，心筋梗塞や麻酔薬の関連でアレルギー反応が起こる可能性や，手術により大出血が起こる可能性はゼロではありません．しかし，どのような場合でも我々はとりうる最善の行動をとって命をお守りします．そのために術前にさまざまな検査を受けていただき，いろいろなモニターをお体につけさせていただいています．必要な場合は，手術後に集中治療室に入っていただき，全身状態を改善します．他に質問はありますか？

いえ,特にありません.非常に心強いです.

　それでは,麻酔同意書にサインをいただければと思います.こちらにお名前と日付をお願いします.

　わかりました.明日はよろしくお願いします.

　こうして,大村さんはやや安心した状況で術前診察をあとにしました.

　さあ,手短ではあるけれどもこれが術前診察と同意書取得の流れだよ(図2-1).この人はリスクが低かったので早く終わったけどね.どうだった?

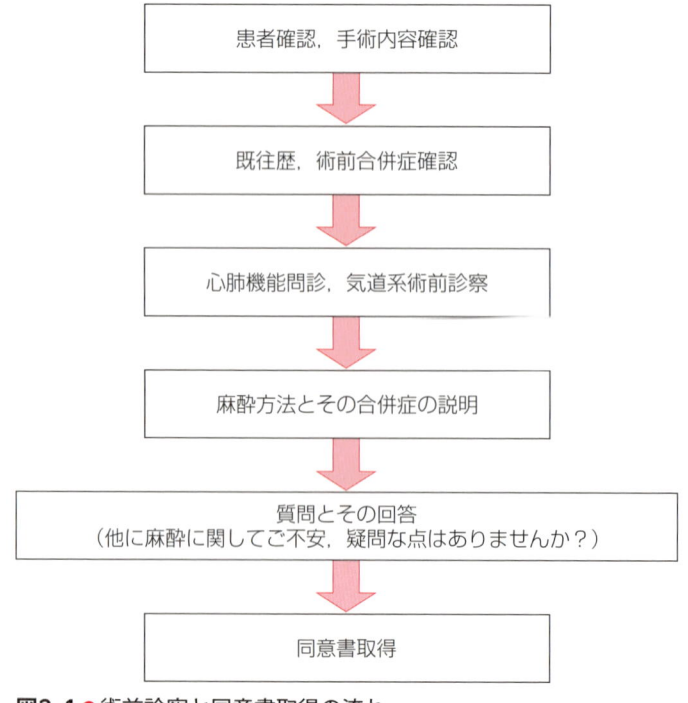

図2-1 ● 術前診察と同意書取得の流れ

Chapter 02
術前診察と同意書取得

 カルテを見るのはとても時間かかりそうですねー．

 でも患者さんはそれだけ準備をしてきているわけだから，見るのが礼儀だよ．

 そうですね……．ところで先生，喫煙は手術においてとりあえずダメ，というのは聞いたことがあるんですが，どのくらいやめたらいいんですか？

 良い質問だ，簡単に言えばやめられるときにできるだけ早くやめたほうがいいよ．表 2-5 に麻酔科学会の禁煙ガイドラインの要約を載せておこう．喫煙は呼吸機能だけでなく心合併症も増やすからね……．

表2-5 ● 日本麻酔科学会の術前禁煙ガイドライン

1	喫煙で種々の周術期合併症は増加し，術後の回復が遅延する．
2	術前患者には喫煙の有無を確認し，喫煙者には禁煙の意義と目的を理解させ，禁煙を促す．
3	手術前のいつの時点からでも禁煙を開始することは意義がある．
4	手術直前の禁煙でも周術期合併症の増加はみられない．
5	可能な限り長期の術前禁煙は，周術期合併症をより減少させる．
6	受動喫煙も能動喫煙と同様に手術患者に悪影響を及ぼす．
7	敷地内禁煙などの無煙環境の確立は重要である．
8	禁煙指導は術前禁煙を促進し，術後の再喫煙率を低下させる．
9	周術期禁煙を契機とし，生涯の禁煙を目標にする．
10	周術期医療チームや外科系医師，禁煙外来など他科や他職種と協同して周術期禁煙を推進する．

（日本麻酔科学会HPより引用）

 ところで，先生，いろいろ口腔内を見ていたり，後屈を見ていたりしましたが，あれは何ですか？

 あれは気道管理に関する診察をしていたのだよ．**Mallampati（マランパチ）分類**（図 2-2）**という分類があり，口蓋垂などの見え方で患者さんの気道管理困難を予測する**ことができる．これはまた，あとで説明しよう．

口咽頭の見え方により，4つのクラスに分類（舌を出した状態）
Class Ⅰ：軟口蓋，口蓋弓，口蓋垂，前・後扁桃が見える
Class Ⅱ：軟口蓋，口蓋弓，口蓋垂が見える
Class Ⅲ：軟口蓋，口蓋垂の基部が見えるのみ
Class Ⅳ：軟口蓋が見えるのみ

Mallampati のクラス分類と喉頭鏡下の声門部の見えにくさが相関

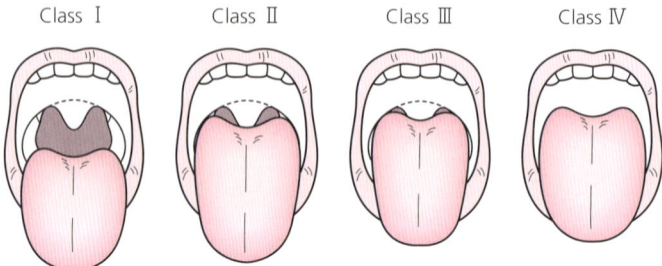

図2-2 ● Mallampati分類

　いびきの有無も問診していましたね？

　いびきや睡眠時無呼吸は換気困難や挿管困難の大きなリスクだからね．

　先生，ところで，カルテに今，ASA2と書き込みましたけれど，それは麻酔のリスク分類ですか？

　そうだよ，表2-6に示すように米国麻酔学会（ASA）の全身麻酔のリスク分類だね．この人は高血圧に対して降圧薬を内服している，ということでASA2と判断したよ．

　なるほど，でも緊急手術のときにはこんなに検査などすることはできないですよね．

　そうだね．だから緊急手術は，術前準備ができていないだけでなく，検査の制限があることもリスクを増加させるんだ．ちなみにASA分類は2とか3のあとにEmergencyのEをつけるよ．

Chapter 02
術前診察と同意書取得

表2-6 ● ASA分類

手術患者の全身状態を6クラスに分類.

- class 1：（手術となる原因以外）健康な患者
- class 2：軽度の全身疾患をもつ患者
  （内服によりコントロールされている高血圧など）
- class 3：重度の全身疾患をもつ患者
  （コントロール不良の糖尿病など）
- class 4：生命を脅かすような重度の全身疾患をもつ患者
  （ショック状態の汎発性腹膜炎など）
- class 5：手術なしでは生存不可能な瀕死状態の患者
  （大動脈解離など）
- class 6：脳死患者（ドナー）

 一体どれくらいの職種が手術に関わるんですか？ 今まで手術というと外科，麻酔科，看護師だけのものと思っていました．

 図2-3に示そう，これが患者さんの立場からみた手術に関わる医療従事者の種類だよ．これを総括して周術期管理チームというんだ．

 こんなにたくさん，理解するのはとても難しそうですね．

 どの職種にも敬意をもって接すれば大丈夫．ただ敬意とは馬鹿丁寧にすることではなく相手のやろうとしていることを理解しようとすることかな．

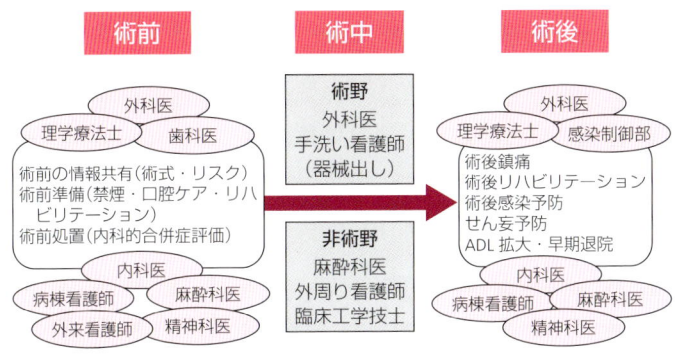

図2-3 ● 患者を守る周術期管理チーム

ところで，先生が術前説明で気をつけていることは何ですか？

やはり，患者さんはナイーブになっているから，できるだけ共感的態度で接することが第一，そして医療安全的観点から，同じことを何度も聞いたり，名前を何度も言ってもらうのでそれに対しても理解を得ることかな．そうそう，必ず最後に"何かわからないことはありませんか？"，"何かお聞きになりたいことはありませんか？"とこちらから聞くことも大切だよ．

緊張して聞けなかった，ということもありますからね．

必ずある一定頻度で合併症は発生するからね，紙の説明書でしっかり説明して，患者さんと会って疑問や不安をできる限り解消することが大切だよ．

■ 術前指示

あとは，術前指示を出しておこう．まずは絶飲食だけど朝8時入室なので，飲食は前日の晩9時までにしておくね（表2-7）．

どうやって決めているのですか？

麻酔科学会のガイドラインがあるからね，それを参考に施設ごとの話し合いかな．で，薬剤は高血圧の薬剤を内服しているけれど，カルシウム受容体拮抗薬なので当日朝は継続にしておくよ（表2-8）．

これはどうやって決めているのですか？　本にはいろいろと書かれていますが……．

これも必ずしも絶対的な基準はないから，成書で調べつつ，症例ごとに上級医や外科医に確認が必要だ．何事も報告・連絡・

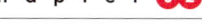

術前診察と同意書取得

相談だよ．

表2-7 ● 術前絶飲食期間の基本

摂取物質最小限の絶飲食期間	
清澄水	2時間
母乳	4時間
調整粉乳	6時間
人工乳	6時間
軽食	6時間

表2-8 ● 術前使用薬とその内服指示

術前に注意すべき薬剤
① 循環作動薬（降圧薬），向精神薬，抗痙攣薬，抗パーキンソン薬，気管支拡張薬⇒手術当日まで服用したり，中止したりするものもあるため個々に確認，相談が必要

② ステロイド：副腎機能不全をきたしている可能性のある患者では，周術期に補充が必要

③ 抗凝固薬，抗血小板薬⇒中止（担当医に確認する必要あり）
ワルファリン：最低3日前に中止（心房細動，深部静脈血栓既往患者などはヘパリンへの切り替えを考慮）
アスピリン：7日前に中止
チクロピジン：7～14日前に中止
シロスタゾール：3日前に中止
（上記はあくまでも目安であり，症例ごとに確認する必要あり）

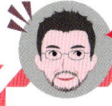 ポイント

- ☑ 手術を受ける患者さんは多くの医療職による周術期管理チームで支えられている
- ☑ 禁煙指導は術前のできるだけ早い時期から行う
- ☑ 患者さんに会う前にカルテから情報はできるだけ集めておく
- ☑ 「何か質問はありませんか？」は医療面接の最後に必須

Memo

術前診察と同意書取得について気づいたことを書こう

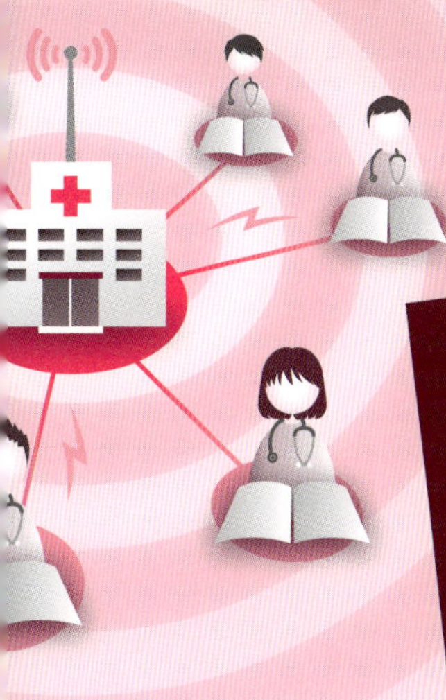

Chapter 03 全身麻酔の準備

Introduction

全身麻酔は，薬剤を用いて患者さんの呼吸を停止させ，人工呼吸器で管理し循環を保護しなければなりません．1つのミスが命取りになるので，準備も徹底して臨まないといけません．ここでは全身麻酔の基本的な準備を理解し，患者さんが入室してくるまでのステップについて学んでいきましょう．今日は藤田先生が初めての準備なので黒澤先生が指導しています．

おはようございます．7時過ぎですけど朝早いですねー．

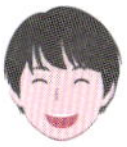

慣れてくればもう少し遅くていいけどね．我々は安全を提供する仕事だから準備が第一なんだよ．あっ，手術室に入る前には必ず手指消毒してね．

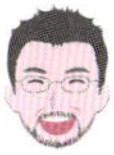

はい，手指消毒はすべての基本ですね（図3-1）．

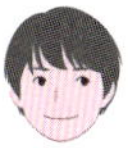

そうだね．**麻酔科医の服に着替えて，手を洗い，名札，マスク，帽子**を着用．担当症例や手術室が急に変更になっている可

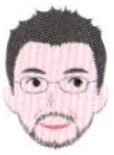

能性もあるので，センターの症例一覧で自分の担当症例と指導医，部屋などを確認しましょう．

　なぜ部屋を変えるのですか？

　夜間緊急手術などがあった場合，片付けなどが済んでいないことや，感染防止の観点もあるね．あっ，髪の毛は帽子から出ないように．**鼻もマスクから出さない**ように．息苦しいと思うけどそのうち慣れるよ（図3-2）．

　すみません，気をつけます．

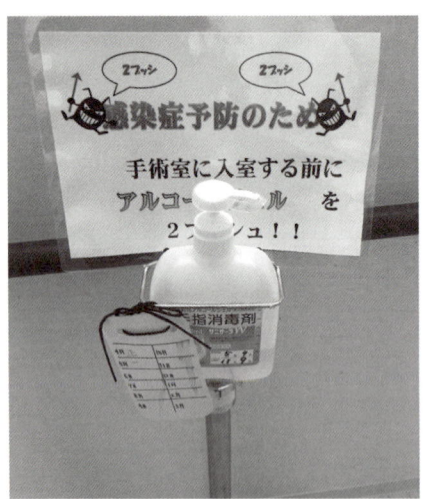
図3-1 ● 手指消毒はすべての基本，折あらば消毒しよう

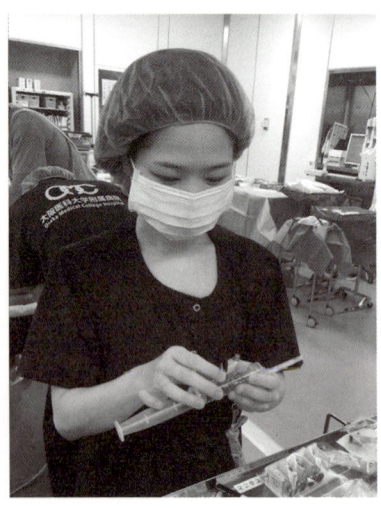
図3-2 ● 髪の毛は帽子にすべてしまう，鼻も出ないように

麻酔器の準備

　では，今から麻酔器の準備を始めよう．まずは，麻酔器に付いているいろいろな色の配管を壁の供給孔につなぎましょう．

Chapter 03

全身麻酔の準備

間違った気体が流れないように色と角度が統一されているんだよ.

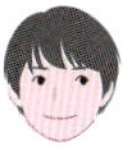

教科書で読んだことがあります，**ピンインデックスシステム**（図 3-3）というのですね．酸素，空気，亜酸化窒素，吸引と……．

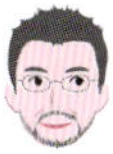

最近では亜酸化窒素を設置していない手術室もあるよ．あとは余剰ガス排泄装置もつないでおこう．これで麻酔器に気体が流れて使用後のガスが流れていくシステムが整ったわけだ.

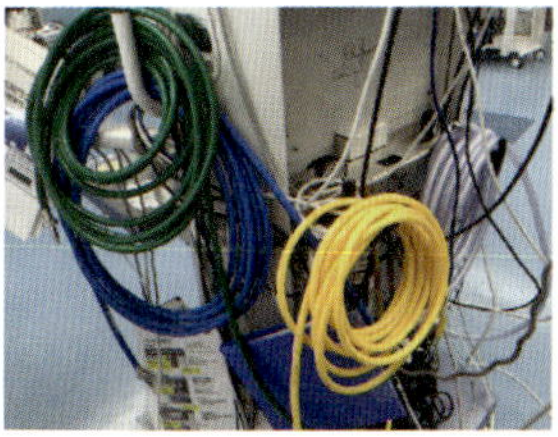

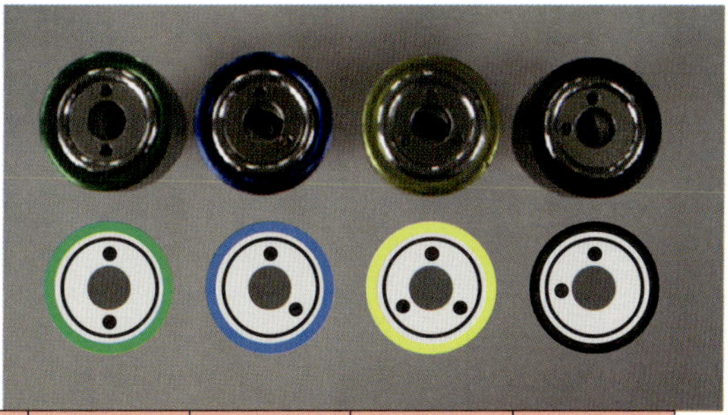

	酸素	亜酸化窒素	空気	吸引
色	緑	青	黄	黒
角度	180度	135度	120度	90度

図3-3 ● ピンインデックスシステム

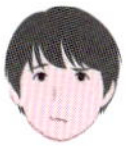

先生，始業点検のところがよくわからなかったのですが，何を見ればいいのでしょうか？

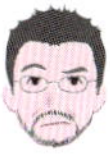

これは，非常に難しい．また，ある程度臨床工学技士さんが一緒に行うところもある．ただ，大切なことは，①**酸素がきちんと流れているか**，②**手動換気ができるようにリークがないか**，③**低酸素状態になった際に安全性が確保されているか**だよ.

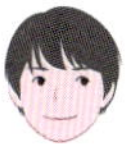

電源を入れ，モニターを起動しました．あとは，麻酔器の指示どおり行えばいいのでしょうか？

25

回路を組み立てないといけないね．患者さんに直接接する部分は常に替えないといけないからね．順番に，**麻酔器 – 蛇管 – 人工鼻 – L字コネクター（Lコネ）– マスク**とつなぎ（図3-4），**人工鼻の横にカプノメーターをつなぐ**．

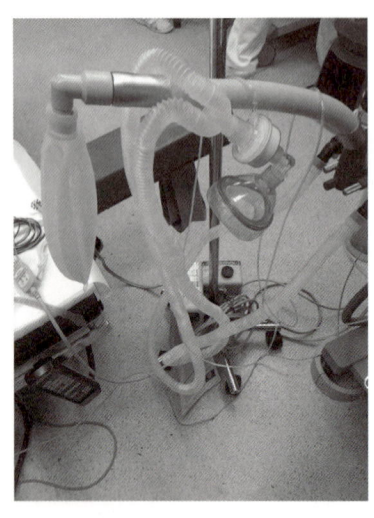

図3-4
麻酔器-蛇管-人工鼻-Lコネ-マスク

そのあとで，リークテストを行うよ．リークテストは麻酔器で行う場合もあるけれど，**必ず手動で換気圧がかかるかどうか，空気の漏れがないか**，を確認することだ．

わかりました．

もちろん何度チェックしていても，麻酔導入後に麻酔器の不備が起こる可能性はゼロではない，そのときはどうする？

バッグバルブマスクで緊急換気します．

そのとおり．どんな状況でも患者さんを守るようにしておこうね．

Chapter 03
全身麻酔の準備

気管挿管,ラリンジアルマスクの準備

　基本的に,身長÷20 mm 程度の太さのチューブ(通常男性なら 7.5, 8.0 mm, 女性なら 7.0, 7.5 mm)を用意するよ.もちろん他にもいろいろなチューブがあるけれどもまずは基本的なところを押さえよう.

　はい.

　では,挿管セットの用意をしよう.気管チューブ,カフ用の注射器,スタイレット,固定用の白いテープ,ブレードと喉頭鏡を用意する.まずはブレードと喉頭鏡をカチッと合わせる.

　きちんと点灯するかどうかを確認するのですね.

　そう.そして,もう 1 つ大切なことはカフテスト.カフがきちんと膨らむか,破けていないかを確認する(図 3-5).それが済めば,カフにゼリーをつけ,成人の場合はスタイレットをチューブにリドカインスプレーを噴霧してから入れる.

　こうですか.

　こらこら,スタイレットがチューブの先から飛び出していたら,気管損傷を引き起こしてしまうよ.飛び出ないようにしようね.

①カフ周辺にリドカインゼリーを塗り,リドカインスプレーをチューブ内腔に数回噴霧してスタイレットを通す.スタイレットはチューブの先から出さない(気管損傷の原因).「J」の字に曲げておくとよい.

②チューブのスリップジョイント(L コネとの接続部)は外れ

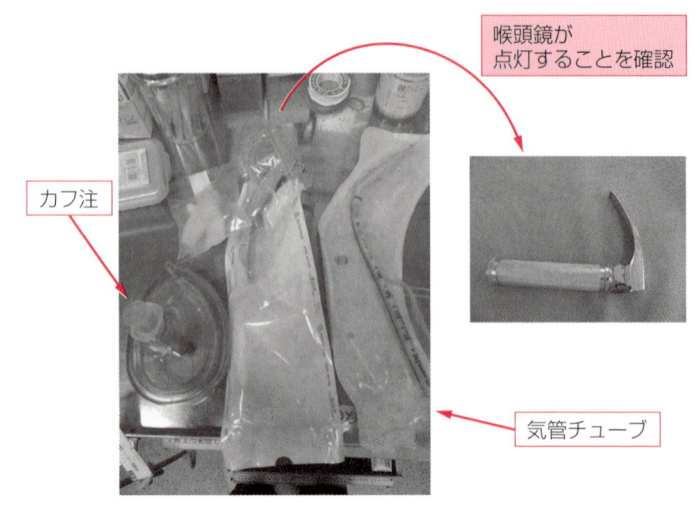

図3-5 ● 気管挿管セット　カフテストを忘れないように

やすいのでしっかりはめ込む．
③カフに空気を入れて漏れがないことを確認（カフテスト）．最後は必ず脱気．
④喉頭鏡とブレードをカチッと音がするまではめ込み，点灯するか確認したら曲げておく．
⑤麻酔カートの上に「スタイレットを通したチューブ」，「10 mLの色のカフ用注射器」，「チューブ固定用のテープ」，「喉頭鏡にブレードをはめたもの」，「バイトブロック」を置いておく．

👦　麻酔の説明書にはラリンジアルマスクで行う場合もあります，とありますが？

👨　今日は腹腔鏡だから気管挿管でいくよ．また，今度ラリンジアルマスクについては説明しよう．

Chapter 03

全身麻酔の準備

薬剤の準備

さあ，今から薬剤を用意しよう．基本，麻薬・筋弛緩薬は金庫保管なので指導医がもってくるよ．

薬が引くと泡が出ます……．

あっ，先生，23，22Ｇみたいな細い針で引くと泡ができるよ．18Ｇで引こうね．用意する薬は北大阪医科大学では次のとおりだよ．
①導入薬のプロポフォール 20 mL
②昇圧薬溶解用の生食 9 mL
　（エフェドリンかフェニレフリン 1 アンプルを 10 mL にできるように生食を 9 mL 引いておき「生食」と記載する）
③筋弛緩薬ロクロニウムを 1 〜 2 本
④レミフェンタニル 1 本（2 mg のものなら）を生食 20 mL に溶解しておく．シリンジポンプにセットする．

なぜレミフェンタニルはシリンジポンプにセットするのですか？

薬剤には単回投与を繰り返すものと持続投与するものが存在するからさ．レミフェンタニルは半減期が非常に短いので持続投与するのだ．

なるほど鎮静はセボフルラン，筋弛緩はロクロニウム，鎮痛はレミフェンタニルで行うということですね．麻酔の 3 要素がそろいましたね．そして，全身麻酔で血圧が下がった場合昇圧するということですね．

そのとおり．予習してきているね．その姿勢が素晴らしい．あと，薬液は必ず麻酔カートの上で引こう，もし落として床に

落としたら大抵割れてしまう．これが麻薬とかなら大変なことになるからね．

■ 輸液，シリンジポンプの準備

さて，薬剤も引きました．次は何をしたらいいかな？

点滴を用意します．

細胞外液を普通の成人の輸液セットにつなげ，三方活栓を1つ，太い延長チューブを1つか2つ接続．朝の症例はルートなし入室なので，手術室でルート確保．朝一番の症例で2本の末梢ルートが必要な場合なら2セットを作成しよう．血圧計と同側の場合，逆流防止弁を付けておくのがよい．

なぜ，逆流防止弁を付けるのですか？

もし逆流防止弁を付けなければ血圧計が駆血した際に，薬液が逆流するからさ．

なるほど，乳房切除術でリンパ節生検の可能性がある際に行うと書いていました．

あと，点滴には空気が混ざらないように注意してね．

感覚的にはわかりますが，なぜでしょうか？

空気は少量なら肺で脱気されるけれど，多いと左心系に移行するときがある．その場合，空気が脳や末梢に飛んで脳梗塞や壊死につながるのだよ．特に小児は7〜8歳くらいまでかなりの頻度で心房中隔欠損，心室中隔欠損が残存しているからね．

Chapter 03

全身麻酔の準備

🧑 ぞーっ……．点滴で脳梗塞起こるのですね．

🧔 うん，入室 15 分前に準備が終わったね（図 3-6, 7）．少しお茶を飲んで休憩しよう．導入は最も気を使うからね．

🧑 ドキドキしてきました．

🧔 誰でも最初はそうだよ，人の命をあずかるとはこういうことだからね．最初はできるところまで努力してね，必ず指導医が確認するから．

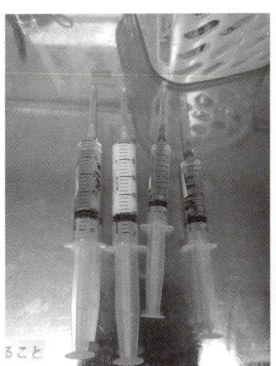

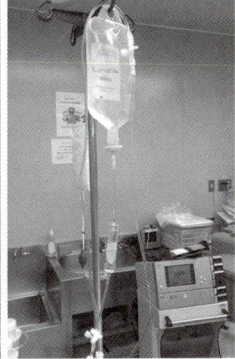

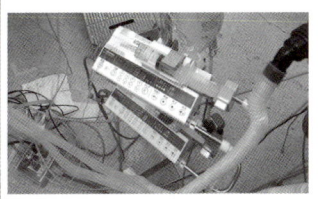

図3-6 ● 薬剤準備・点滴準備・シリンジポンプ準備

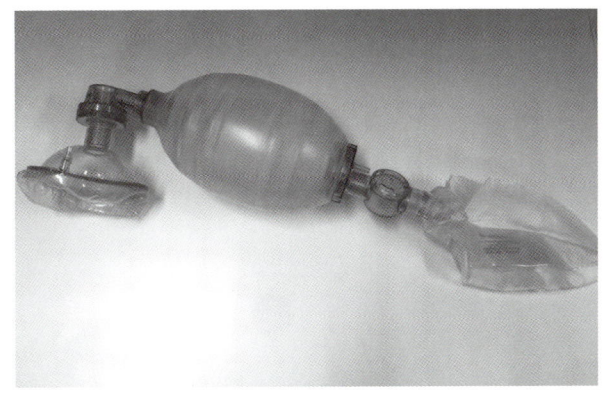

図3-7 ● 緊急時のためにバッグバルブマスクの場所も確認

ポイント

- ☑ 患者さんが入室している時点で麻酔準備は完了させておこう．時間に余裕をもって早起きしよう
- ☑ 準備でわからないことがあれば上級医に必ず聞こう
- ☑ 麻酔器のリークテストは施設のルールに必ず従おう
- ☑ 薬液を引くときは破損に気をつけて麻酔カートの上で行おう
- ☑ 点滴に空気が混ざらないようにしよう

Memo 麻酔準備で自分が気をつけていることを書き出していこう

Chapter 04 麻酔中のモニタリング

Introduction

手術中の患者さんの身体を守るには，血圧や酸素化が適切に保たれているかをきちんと確認する必要があります．ここでは，手術室における基本的なモニタリングの考え方について学んでいきましょう．

　　おはようございます．先生，今日の手術のモニタリングは何にしましょうか？　特にリスクのないASA1の25歳男性の左上肢の観血的骨接合術です．依頼は全身麻酔です．

　　それを考えるためにモニタリングがなぜ必要かを考えよう．

　　モニタリングですか……患者さんを守るためですよね（表4-1）．

　　そのとおり．何から守るのかな？

　　低酸素血症とか，異常低血圧とかですかねー．

表4-1 ● 理想的なモニタリングの条件

- 連続的に情報が得られる．
- 量的（客観的）情報である．
- 非侵襲的である．
- 簡便かつ迅速である．
- 信頼性が高い（再現性がよい）．
- 安価である．

そう，血圧が高すぎれば脳出血のリスクが高くなり，低くなれば脳梗塞，末梢循環不全などさまざまな合併症が起こる．低酸素血症も気づかず放置されれば脳死に至ることもある．頻脈すぎれば狭心症や心筋梗塞が発生する可能性がある．

うーん，ではこの人はどんなモニタリングがいいのだろう．

基本的なモニタリング条件は図 4-1 のようなものだね．この男性は若年で健康なのでリスクも低い．しかし，麻酔が十分効いていない，逆に深すぎる，という可能性はある．だから，最低限血圧・酸素化のための経皮的動脈血酸素飽和度（SpO_2）・心電図は必要だね．そして人工呼吸しているのだから，**二酸化炭素を計測するカプノグラム**も絶対必要だ（表 4-2）．

心電図はⅡ誘導と，V5 誘導を見ていることが多いのですがなぜでしょうか？

Ⅱ誘導は心臓の伝導系の向きに沿っているために P 波は最も検出しやすい．だから，① P 波と QRS 波の関係性がわかりやすい．すなわち，リズム異常を検出しやすいのだよ．さらに **V5 誘導は左室の虚血を最も検出しやすい**のだ．だから，ⅡとV5 でモニタリングしている施設が多いかな．

血圧には非観血的と観血的の 2 つがあるみたいですが，何が違うのですか？

Chapter 04

麻酔中のモニタリング

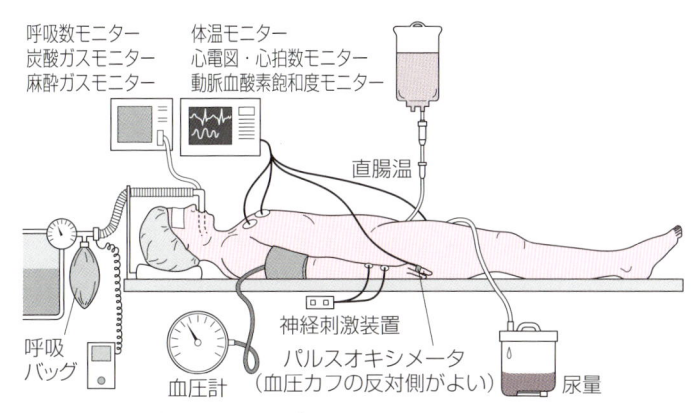

```
呼吸数モニター      体温モニター
炭酸ガスモニター    心電図・心拍数モニター
麻酔ガスモニター    動脈血酸素飽和度モニター

                              直腸温
呼吸
バッグ
                              神経刺激装置
        血圧計    パルスオキシメータ    尿量
                (血圧カフの反対側がよい)
```

図4-1 ● 手術室モニタリング

表4-2 ● 麻酔のスタンダードモニター

1. 心電図
2. 非観血的血圧（マンシェット）
3. パルスオキシメータ
4. カプノグラフ
5. 体温
6. 尿量・出血量

手術の種類，患者の全身状態などによっては，観血的動脈圧，中心静脈圧，肺動脈圧，脳波，筋弛緩モニター，などのモニターなども追加する．

　良い質問です．非観血的はマンシェットで測定するもので，観血的は橈骨動脈などにカテーテルを入れて計測するものだよ．**非観血的が2.5，5分間隔で測定することが多いけど，観血的は1拍動ごとの血圧を連続的に測定できる**という違いがあるよ．

　なるほど，ところで，SpO_2は室内気でも97％くらいありますけど意味あるのですか？

　君鋭いねー，**SpO_2は低酸素予防のためのモニタリング**なのだよ．すなわちSpO_2が低下していれば測定している指先に十

分な酸素が届いていないこともある．

末梢の拍動から計測しているということは，ショックなどのときもダメですよね．

そうだね，一応 SpO_2 が計測しにくい状況をまとめておこう（表4-3）．

表4-3 ● 経皮的酸素飽和度測定（パルスオキシメータ）に影響する要因

拍動による信号が小さくなる	
ー末梢循環不全	↓または信号とれず
ー貧血（特に8g/dL以下）	↓
血管内に光を吸収する物質が存在する	
ー一酸化炭素	↑
ーメトヘモグロビン	↓ または ↑
ー胎児ヘモグロビン	不変
ー血管内色素注入ICG，メチレンブルーなど	↓

ところで，どうして二酸化炭素をカプノグラムとかで確認するのですか？

非常に重要な質問だね．**生体で気体の二酸化炭素を産生できるのは肺だけ**なのだよ．だから，**カプノグラムは気管挿管の成否にも使用**される．また，麻酔回路が外れたり，何らかの気道トラブル発生時にも非常に有効なのだね．

何か二次救命処置 ACLS のときも蘇生の指標にしてください，とありました．

そのとおり，**心拍出量がある程度あれば，それだけ二酸化炭素も産生されるので，蘇生の指標になる**のだよ．カプノグラムは非常に有効なモニターだよ（図4-2）．あと，研修医の皆さんは酸素化ばかり興味がいくけど，「換気」がより大切なのだよ．なぜかわかる？

Chapter 04
麻酔中のモニタリング

図中ラベル: サンプリングライン / 気管チューブ / 呼吸回路

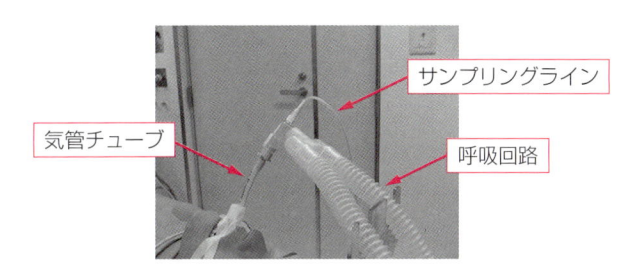

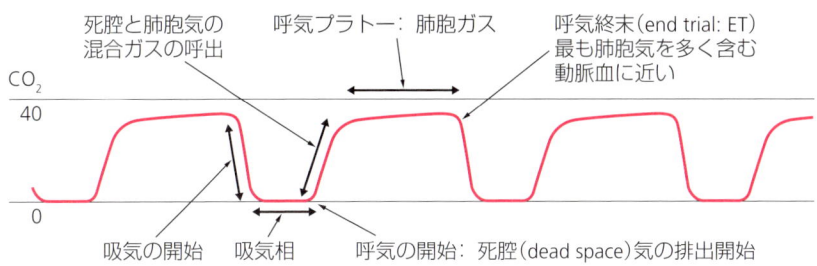

波形図ラベル:
- 死腔と肺胞気の混合ガスの呼出
- 呼気プラトー：肺胞ガス
- 呼気終末 (end trial: ET) 最も肺胞気を多く含む動脈血に近い
- 吸気の開始
- 吸気相
- 呼気の開始：死腔 (dead space) 気の排出開始
- CO₂ 40 0

図4-2● カプノグラム

　何か，昔，過呼吸になると血中二酸化炭素濃度が減って，脳血流が減ると聞きました．確かそれを過換気症候群というのだと……．

　そうだね，起きているときは皆，自分で二酸化炭素濃度を換気でコントロールができる．しかし，全身麻酔により自分で呼吸量を調整できなくなるとそれが難しくなる．だから**人工呼吸の設定を調整して適切な換気量に設定**しないといけないのだよ．

　二酸化炭素が蓄積しすぎるとよくないのでしょうか？

　二酸化炭素が血中からなくなりすぎると脳と冠動脈の血流は減るけれども，血中に蓄積しすぎると逆のことが起こる（表4-4）．交感神経系が亢進して頻脈や高血圧になってしまうのだ．例えば，腹腔鏡手術は気腹といってお腹に二酸化炭素を送

37

表4-4 カプノグラムで測定される呼気二酸化炭素濃度の変化

呼気二酸化炭素濃度の上昇
1. 二酸化炭素の産生量増加（酸素消費量の増加）
2. 肺への運搬の増加（阻血部の再灌流など）
3. 肺胞換気量の低下
4. 麻酔器・回路の異常
 ・再呼吸　・二酸化炭素吸収装置　・回路のリーク　など

呼気二酸化炭素濃度の低下
1. 二酸化炭素の産生量減少（酸素消費量の減少）
2. 肺胞換気量の増加
3. 麻酔器・回路の異常
 ・回路はずれ　・食道挿管　・完全気道閉塞
 ・サンプリングラインの異常
 ・気管チューブからのリーク　など

り続ける．呼吸回数を気腹の間は増やして二酸化炭素を排出させないと異常に交感神経系が亢進し頻脈や異常高血圧が発生し，脳・心の重大な合併症につながるのだよ．

■ カプノグラム　呼気二酸化炭素濃度の重要性

　呼吸管理における重要なモニターとしてカプノグラムとカプノメーターがあります．カプノメーターは呼気二酸化炭素濃度を測定したものでカプノグラムは波形としていることです．生体が CO_2 を排出できるということは生命活動の証です．もし二酸化炭素を排出できなければ換気不全でアシドーシスになって死んでしまいます．挿管の際に二酸化炭素を確認できることが気管内にチューブがあることの1つの証明です．カプノメーターは動脈ガスにおける二酸化炭素濃度と相関があり大体30〜40mmHg の間に管理するのが目標です．

　カプノグラムはいろいろなことを私たちに教えてくれます．

Chapter 04

麻酔中のモニタリング

怖いですねー．モニタリングをたくさんしたほうがいいような気がしてきました．

でもモニタリングは，動脈内にカテーテルを入れたり，内頸静脈にカテーテルを入れたりとリスクを伴うものとなる．だからメリットとデメリットを考えて選択しないといけないよ．

ところで先生，麻酔科学会のガイドラインを読んだのですが，体温も重要なのですか？

そうだよ，全身麻酔中に患者さんは自身で体温調整が難しいからね．体温が上がることもあれば下がることもある．

体温が下がれば，安全そうなイメージがありますが……．

そんなことはないよ，低体温になれば人間のさまざまな機能はどんどん落ちてしまう．蘇生後に行われる低体温療法はあるけれど，不整脈などのリスクを抱えながら行っているんだ．特に小児や乳児は体温調整が難しいね．

体温も大切なモニタリングですね．

ところで，麻酔科学会のモニター指針（表 4-5）というのを知っているかな？

読んだことだけあります．

ここには非常に重要なことが書かれている．機械によるモニタリングだけでなく我々が常に見ているということだ．異常事態が発生していないか継続的に，総合的にモニタリングできるのは私たち麻酔科医だけだからね．あとは，数値だけでなく，**出血量や血の色，患者さんの手を触った際の温かさ，頸動脈触知なども立派なモニタリング**だよ．

麻酔科医の「見て，聞いて，触って」など五感全部を大切にしたモニタリングということですね．

そう，**麻酔器のモニターに出る数値と麻酔科医が継続的に観察している項目が合わさって初めて総合的モニタリング**と言えるのだね．

表4-5 ● 日本麻酔科学会モニター指針

麻酔中のモニター指針
①現場に麻酔を担当する医師がいて，絶え間なく看視すること．
②酸素化のチェックについて 　　皮膚，粘膜，血液の色などを看視すること． 　　パルスオキシメータを装着すること．
③換気のチェックについて 　　胸郭や呼吸バッグの動きおよび呼吸音を監視すること． 　　全身麻酔ではカプノメータを装着すること． 　　換気量モニターを適宜使用することが望ましい．
④循環のチェックについて 　　心音，動脈の触診，動脈波形または脈波のいずれか1つを監視すること． 　　心電図モニターを用いること． 　　血圧測定を行うこと． 　　原則として5分間隔で測定し，必要ならば頻回に測定すること． 　　観血式血圧測定は必要に応じて行う．
⑤体温のチェックについて 　　体温測定を行うこと．
⑥筋弛緩のチェックについて 　　筋弛緩モニターは必要に応じて行う．

■ 麻酔管理で着目すべき点

適切に麻酔維持を行うためには，患者さんの「理学所見」と「モニター」を見ながら総合的に対応していく必要があります．

■ 理学所見からわかること

①手や腕に触れて冷たいか温かいかをみる．これで末梢血管が拡張しているか収縮しているかがわかる．

Chapter 04
麻酔中のモニタリング

②瞳孔が縮瞳しているかやや散瞳しているか，やや散瞳していれば鎮静が浅いかもしれない．
③顔面や四肢が紅潮していないか，もししていればアナフィラキシーを起こしているかもしれない．
④胸はきちんと上がっているか．換気不全がないかを眼で見る．換気のリークがないかを口元の音を聞くことで鑑別することも重要である．

■ モニターからわかること

どのような全身麻酔でも必ず，①血圧（マンシェットで計る非観血圧動脈圧測定であれ動脈圧ラインを用いる観血的動脈圧測定であれ），②脈拍，③ SpO_2（酸素化の指標），④体温の4つを適時モニタリングすることが大切だと言われています．さらに下記に示すように神経刺激装置や脳波モニターなどさまざまなモニターを手術に合わせて使用していきます．

ポイント

- ☑ モニタリングの適応と限界を知ろう
- ☑ モニタリングは患者さんを守るために行う
- ☑ 経皮的酸素飽和度モニタリング（SpO_2）は低酸素血症発見のモニタリング
- ☑ カプノグラムモニタリングで呼気二酸化炭素濃度を調整しよう
- ☑ 麻酔科の継続的な観察（五感を用いた）もモニタリングとして必須

Memo

麻酔中のモニタリングについて気づいたことを書こう

Chapter 05

さまざまな気道管理
―マスク換気・気管挿管・ラリンジアルマスク―

Introduction

全身麻酔により自発呼吸はなくなり，上気道は閉塞します．なので，酸素を肺に届け，二酸化炭素を生体から排出しないと生命の危険にさらされます．ここでは基本的なマスク換気，気管挿管，ラリンジアルマスクの使用について紹介します．

■ 術前における気道評価の重要性

先生，いろいろな麻酔の教科書に気道管理は最も大切とありますが，なぜですか？

考えてみよう，通常の全身麻酔で循環は抑制されるけど停止しないよね．でも，呼吸は停止するよね．そこで，**マスク換気や人工呼吸がうまくいかなければ，低酸素性の心停止が発生**する．実際に世界中で全身麻酔導入時の気道確保不能での死亡例は少なからず存在しているのだよ．

どうすれば，予防できるのですか？

麻酔導入前にしっかり気道関連の診察しておくこと，そして**予期せぬ気道管理困難に対してもきちんと対応できる体制を整える**ことだね．少なくとも下記の点は押さえておく必要がある（図5-1, 2）．

【視診】
・挿管困難，換気困難の既往
・開口の程度，口腔内の診察
・下顎の大きさと顎関節機能
・頸部可動域
・頸部の手術歴や放射線照射の既往
・血腫，感染巣，腫瘍などの有無
・首の長さや太さ

【問診】
・いびきの有無，喘息の有無，体位による呼吸困難の有無

- あらゆる麻酔薬・麻酔方法は，患者の気道維持に影響する
- 気道トラブル＝患者生命のトラブル

↓ 使命

患者の気道を安全に確保

図5-1 ● 気道確保の重要性

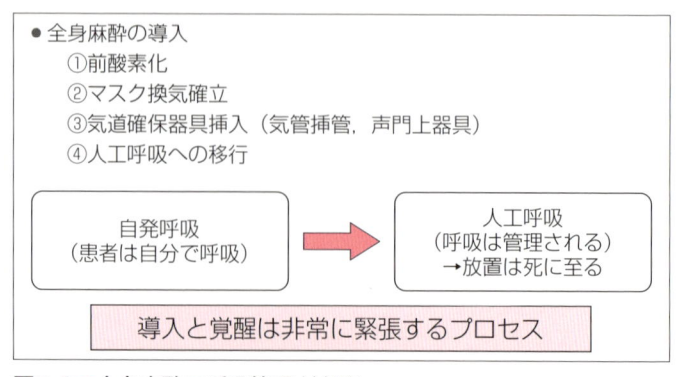

- 全身麻酔の導入
  ① 前酸素化
  ② マスク換気確立
  ③ 気道確保器具挿入（気管挿管，声門上器具）
  ④ 人工呼吸への移行

自発呼吸（患者は自分で呼吸）→ 人工呼吸（呼吸は管理される）→放置は死に至る

導入と覚醒は非常に緊張するプロセス

図5-2 ● 全身麻酔で呼吸管理が必要

Chapter 05

さまざまな気道管理 ──マスク換気・気管挿管・ラリンジアルマスク──

　視診は何となくわかるんですが，問診のいびきはどうして重要なのですか？

　いびきというのは睡眠という意識レベル低下時に発生する気道閉塞だ．**いびきや睡眠時無呼吸症候群を有する患者さんはマスク換気のリスク**を伴っているのだよ．だからいびきや睡眠時無呼吸の情報はマスク換気困難を予測するうえでとても重要だと言えるね．

■気道確保の方法　マスク換気

　麻酔薬を投与するとまず呼吸が停止するために換気を確保する必要がある．これをマスク換気という．次のプロセスが基本だよ．左手でマスクを患者の口・鼻を覆うように押し当て，マスクを保持している手で下顎角を押し上げ，頸部後屈を維持．ここで無理にバッグに圧力を加えると，胃内に送気される．**換気困難な場合は，ストラップでマスクの固定や経口エアウェイ**を使う．しかし**浅麻酔で経口エアウェイを入れると嘔吐，誤嚥，喉頭痙攣の原因**となる……．

　先生，それは二次救命処置で学んだ知識だと思うのですが？

　そうだよ，麻酔科学と蘇生科学はほとんど同じものだからね．すなわち，全身麻酔により呼吸停止が起こり蘇生が始まっているとも言える．だから麻酔科研修で**気道確保法をきちんと学ぶことは，将来どの科に行ったとしても，緊急時対応に非常に役立つ**んだよ．

　そうなのですね！　私，内科志望ですけれど，麻酔科ももっと頑張ります．

マスク換気を困難にする因子として，**入れ歯（歯牙の欠損），胃管留置症例，いびき，睡眠時無呼吸，ひげ，頸部の手術歴や放射線治療歴**など，いろいろあるけど，基本的に「マスクフィット」と「舌根沈下解除」が基本だよ．

　先生，疑問なのですが，マスク換気をずっとしていたら麻酔はできるんじゃないですか？

　良い質問だ．気道確保の目的は3つある．①**酸素化**，②**換気**，③**気道保護**だ．

　酸素化はわかりますが，換気というのは？　気道保護？

　私たちは，二酸化炭素が体に溜まり過ぎないように，逆に減り過ぎないように換気量を調整しているのだ．マスク換気だけでは二酸化炭素の蓄積を把握しにくいので，ある程度以上の時間なら人工呼吸で調整する．そして，気道と食道が分離されていないと胃液などが逆流して，誤嚥性肺炎になってしまうので気道保護は重要なのだよ（図5-3, 4，表5-1）．

　なるほど，酸素化だけでなく換気と気道保護なのですね！

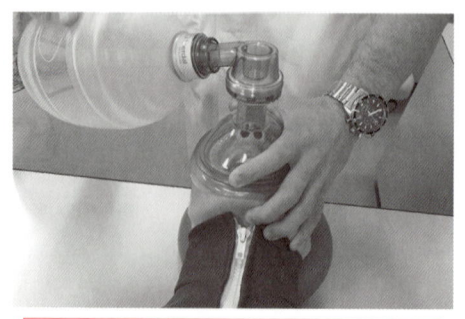

E-Cクランプ法が基本
Cの字（親指，人差し指）でマスクを押さえる
Eの字（中指，薬指，小指）で下顎を持ち上げる

図5-3 ● マスク換気確立

Chapter 05

さまざまな気道管理 ――マスク換気・気管挿管・ラリンジアルマスク――

麻酔時，閉塞しやすいのは，舌根と軟口蓋閉塞を回避するための重要なデバイス

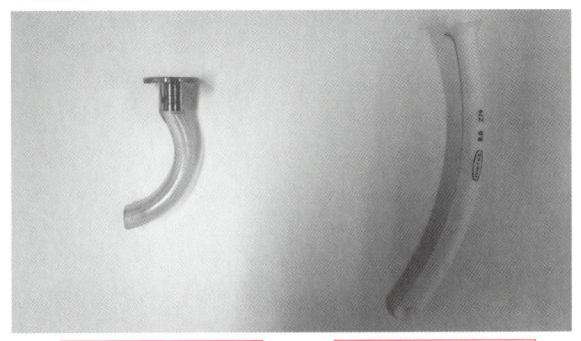

経口エアウェイ
（舌根部閉塞解放に）

経鼻エアウェイ
（軟口蓋閉塞解放に）

図5-4 ● エアウェイを使用して換気確立

表5-1 ● 気道保護の意義

- 酸素化（身体の細胞に酸素を送る）
- 換気（身体の二酸化炭素量を調整）
- 気道保護（呼吸器系と消化器系を分離して気道・肺を保護）

マスク換気の流れ

① マスクを患者さんの顔に当てて，酸素を5～6 L/分で投与する．この時点が麻酔開始時間である．この酸素化を3～5分程度行うことで患者さんは入眠後もしばらく無呼吸に耐えられるため，気道トラブルなどを想定して必ず行う．この作業を前酸素化という．

② 指導医の先生が，点滴から，患者さんを入眠させるためにプロポフォールを投与する．そして，挿管刺激に耐えるためにレミフェンタニルを投与する．このとき患者さんの応答を確かめよう．自発呼吸が消失し，睫毛を触っても反応しなくなる（睫毛反射消失という）．何回か声を掛けて意識を確認する．

意識がなくなれば，マスク換気に移る．自発呼吸が少し残っている場合は，自発呼吸に合わせた補助呼吸を行い，その後，調節呼吸に移る．

③マスク換気は，E-C クランプ法が基本である．親指と人差し指で C の字を作りマスクを押さえ，残りの指で E の字を作り下顎を持ち上げる．上手に換気できていれば胸の上がりが確認でき，呼気の湿りが，マスクにつくので目視できる．換気不能の場合は，持ち直したりする．特に歯のない方などでは，換気に難渋することが多く，2 人法でマスク保持を行ったり，エアウェイを挿入したりする．

④マスク換気が可能になれば，気道確保ができたので，セボフルランを 3～5％で開始する．さらに筋弛緩薬ロクロニウムを指導医の先生が投与してくれる．筋弛緩により換気に力がいらなくなってくるのがわかる．換気は最初のうちは難しいかもしれないが気道内圧を上げずにできるようになれば上達したといえる（気道内圧が上がりすぎると胃が膨らみ，嘔吐の危険性がある）．

⑤セボフルランで鎮静をさらに深め，筋弛緩が効いてきたらいよいよ挿管となる．介助は看護師さんがしてくれるため，コミュニケーションをとりながら進めていく．

気管挿管とラリンジアルマスクの違い

気道確保には気管挿管とラリンジアルマスク（LMA）の 2 通りがあると聞いたのですが？

そのとおり，**気管内にチューブを挿入する気管挿管と声門手前の咽頭スペースマスクのようにはめる LMA** の 2 種類があるよ．LMA は一般的に声門上器具の代表格で気管内に入れるこ

Chapter 05

さまざまな気道管理 ——マスク換気・気管挿管・ラリンジアルマスク——

となく気道確保ができるのだよ．声門上器具の違いは表5-2のとおり．図5-5, 6のようにいろいろな種類があるよ．

表5-2 ● 気管挿管と声門上器具の比較

	スキル獲得	酸素化と換気	誤嚥防止	補助器具	長時間使用
気管挿管	難しい	確実	確実	必要	可能
声門上器具	比較的容易	不確実な可能性	不確実な可能性	不必要	不安定

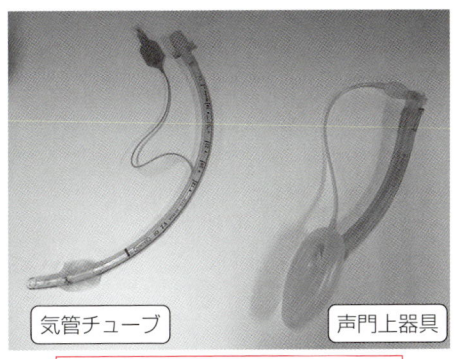

気管チューブ　声門上器具

どちらも人工呼吸器に接続可能
挿入にある程度の鎮痛，鎮静が必要

図5-5 ● 気道確保器具

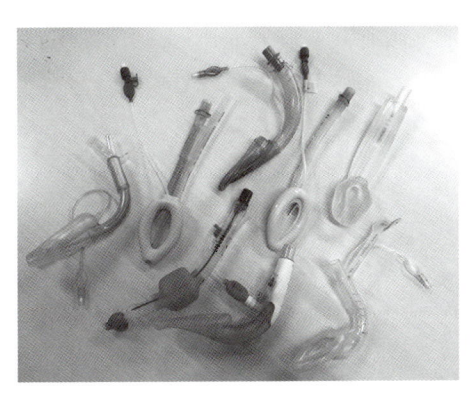

図5-6 ●
さまざまな声門上器具

これを見ていると比較的短い手術には LMA のほうが患者さんの負担が少なそうですね．

そうだね，これを侵襲が少ない，という表現を用いることもある．それでは LMA・気管挿管の手順を見ていこう．必ず前酸素化は必要だ．

全身麻酔を導入する前に患者さんに酸素をしばらく吸っていただくことですね．

気管挿管・LMA 挿入の手順

① マスクにて酸素投与（6 L/分）．
② 鎮静後，マスク換気を開始し，筋弛緩の効果が出るまで3分程度待つ．LMA の場合は原則として筋弛緩薬は使用しない．

【気管挿管（麻酔導入後の①，②は共通）】
③ 頭位をスニフィングポジションにし，右手でクロスフィンガー法で開口．
④ 左手で喉頭鏡を受け取り，口角の右側からブレードを挿入し，喉頭蓋谷に先端を差し込む．
⑤ ハンドルの長軸方向に力を加え喉頭展開．展開が不十分であれば，頸部の後屈や甲状軟骨を圧迫し，声帯が見えれば挿管する．盲目的な操作やチューブ先端での喉頭の刺激は禁止．
⑥ 声帯が直視できる場合，気管チューブのマーカーが声帯を超えるまで進める．右手でチューブをしっかり保持したまま左手で喉頭鏡を抜き，カフにエアーを注入してもらう．
⑦ 麻酔器に接続し，バッグを押すことにより胸が上がること，換気のたびにLコネが曇ること，CO_2モニターでCO_2が検出されていることを確認する．

Chapter 05

さまざまな気道管理 ——マスク換気・気管挿管・ラリンジアルマスク——

⑧ 5 点聴診により両肺換気されていること，胃内へ送気されていないことを確認．また，パイロットバルーンを軽くつまみ，頸部（胸骨切痕付近）を圧迫することでカフが胸骨切痕付近にあることを確認できれば固定を行う．人工呼吸器設定や，吸入ガスの設定も同時に行う．

【LMA（麻酔導入後の①，②は共通）】

③左手でクロスフィンガー法にて開口させる．右手でLMAを受け取り，示指をカフの気道面とチューブの間に当てて持つ．

④舌を巻き込まないように硬口蓋・軟口蓋面を滑らせて奥に進める．抵抗がなければ，右手を添えたまま可能な限り奥まで差し込む．十分に入り，右手で保持することが難しくなれば，手を離してさらに押し込む．

⑤完全にLMAから手を離し，フリーにした状態でカフにエアーを注入．初期のエアーの注入量は最大注入量の1/2から2/3程度（カフ挿入がいらないものもある）．

⑥麻酔器に接続し，用手換気にて胸が上がるか，呼気 CO_2 が検出できるかどうか，ある程度圧を加えてもリークしないかどうかを確認する．

⑦人工呼吸器を接続し，胃管挿入，吸入ガス設定，LMA固定を行う．

気管挿管の確認

気管挿管の確認が，ものすごく多いと思うのですが……．

気道確保に失敗すれば患者さんは死に至る．だから胸の上がりを視診で，呼吸音を聴診で，そして**呼気二酸化炭素をカプノグラムで確認する**のだよ．

わかりました．

慣れない間は食道挿管してしまうこともあるけれど，すぐに気づいて対応することが何よりも大切だ．

他に，口からでなく鼻から挿管する方法もあると聞いたのですが？

経鼻挿管といって，口腔外科などの手術内で行われるよ．あと，覚えておいてほしい喉頭展開の基準がある．Cormack（コーマック）分類（図5-7）といって声門がどれくらいきちんと見えるかの基準だ．指導医は，研修医の先生がどれくらい声門を視認できているかわからないから，これを基準に判断するといいよ．

わかりました．しっかり覚えます．

Cormack 分類
喉頭展開困難度

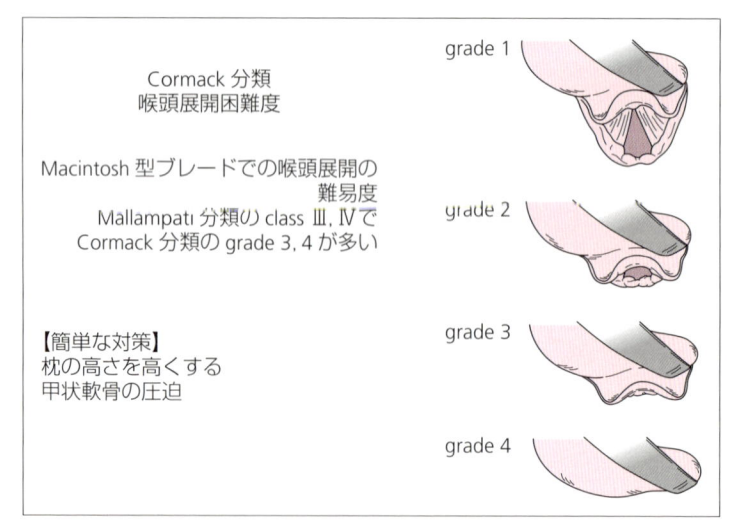

Macintosh 型ブレードでの喉頭展開の難易度
Mallampati 分類の class Ⅲ, Ⅳ で
Cormack 分類の grade 3, 4 が多い

【簡単な対策】
枕の高さを高くする
甲状軟骨の圧迫

grade 1
grade 2
grade 3
grade 4

図5-7 ● Cormack分類

Chapter 05

さまざまな気道管理 ──マスク換気・気管挿管・ラリンジアルマスク──

ポイント

- ☑ 気道確保の意義は酸素化・換気・気道保護である
- ☑ 患者さんが気道確保困難かを導入前に評価しよう
- ☑ 全身麻酔導入前に前酸素化をしっかりしよう
- ☑ 気管挿管の確認は視診，聴診，カプノグラムでしっかりと
- ☑ 声門の見え具合の Cormack 分類を理解しよう

Memo 気道確保で皆さんが気づいたこと，注意していることを書き出していこう

COLUMN
換気困難症例への対応

　全身麻酔では，通常，麻酔薬・筋弛緩薬の投与により患者の自発呼吸は停止します．自発呼吸がなくなるので，唇や鼻から肺胞へ至る気道が閉塞すれば酸素を送り込めなくなり，低酸素血症から死に至ります．全身麻酔薬投与後はマスク換気や気管挿管やラリンジアルマスクによる換気を確立する必要性があります．大切なことは，**予期せぬ換気困難に遭遇する可能性を考え，常に準備しておくことです**．いろいろな機材を集めた**DAM（difficult airway management）セットを整備**することが大切です．この考え方は手術室だけでなく研修医の皆さんが病棟での急変対応を行う際にも重要です．

換気困難への対応

　マスク換気が可能であれば低酸素血症に陥ることは基本的にありません．
　マスク換気困難の原因の多くは，声門より上，すなわち咽頭の閉塞（多くは舌根沈下）により発生します．マスク換気困難の予測因子として，**「顎ひげ」，「いびき」，「肥満」，「歯牙欠損」，「55歳以上」**が挙げられています．日本でも1,000万人規模で潜在していると言われる睡眠時無呼吸症候群は特にマスク換気困難のリスクとして注意しなければなりません．
　マスク換気が困難な場合は直ちに何らかの方法で換気できるようにしなければ，最悪の事態に陥ります．**まず助けを呼び人手を集めます**．また，覚醒させるべきかどうかを念頭において処置にあたります．そのうえで，次の対応を検討します．

Chapter 05

さまざまな気道管理 ──マスク換気・気管挿管・ラリンジアルマスク──

①経口エアウェイや経鼻エアウェイを挿入する．
②2人法で換気する．1人で換気するときは両手でマスクをフィットし，麻酔器の人工呼吸器を使用する．
③ラリンジアルマスクなどの声門上器具を挿入する．

　これらの方法が失敗したら緊急気道確保になるので，輪状甲状膜穿刺や外科的気道確保を行う必要があります．

Chapter 06

麻酔科で使うおもな薬剤

Introduction

ここでは，麻酔科で使うおもな薬剤を記します．麻薬・劇薬・毒薬指定されているものが多いため，注意が必要です．薬剤の種類や適応だけでなく，リスクマネジメントについても学んでいきましょう．

さあ，この章では麻酔科で使用するおもな薬剤について概説しよう．おそらく麻酔科だけ，という薬は吸入麻酔薬だけで，あとの薬は救急やICUでも使用されているよ．

非常に危険な薬剤があるので気をつけるように言われました．

大原則は，**シリンジに薬剤を引く際に，薬剤名と濃度をしっかり書くこと**だ．**必ずラベルを貼るか黒マジックで記載する**ようにしてね（図6-1）．誤投薬を防ぐために薬剤名はシリンジのメモリ下部に書こう．あとは，誤投薬を絶対に防いでほしい．私が研修医のときは薬剤を**「引くとき，打つとき，捨てるとき」の3点で確認する**ように言われていたよ．

Chapter 06

麻酔科で使うおもな薬剤

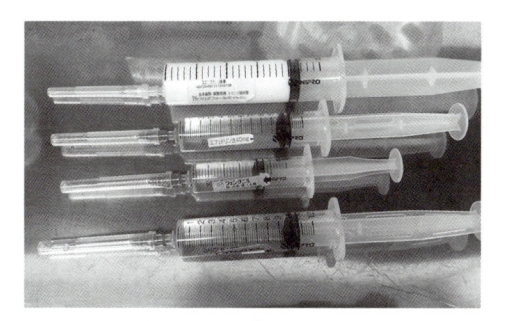

図6-1 ● 注射器には必ず薬品と濃度がわかるようにラベルを貼るか，黒マジックで記入すること！

> わかりました．何よりも気をつけます．

> ここでは北大阪医科大学附属病院の基本的な薬剤を紹介しよう．入室までにはすぐ使用できるように最低限以下の薬剤を準備しておくことが大切だ．
> - プロポフォール；原液で使用　　　　　　　10 mg/mL
> - ロクロニウム；原液で使用　　　　　　　　10 mg/mL
> - レミフェンタニル；1 V を生食 20 cc で溶解
>   　　　　　　　　　　　　　　　　　　　100 μg/mL
> - エフェドリン；1 A（1 cc）＋生食 9 cc 計 10 cc に
>   　　　　　　　　　　　　　　　　　　　4 mg/mL

> どれもこれも怖い薬剤ですよね．プロポフォールは鎮静，ロクロニウムは筋弛緩，レミフェンタニルは鎮痛，エフェドリンはなぜですか？

> 全身麻酔により交感神経が抑制されると血管が拡張する．多くの場合，血圧が低下するので昇圧薬を用意しておくのさ．

> わかりました．

あと，劇薬，麻薬，毒薬は指導医が出し入れするので注意するように．また，これらの薬剤は紛失や破損も問題になるため，必ず薬剤カートの上で薬液を引くこと（図6-2）．

　先生，前にも出てきましたが，レミフェンタニルだけシリンジポンプにつなぐ理由をもう一度教えてください．

　レミフェンタニルは超短時間作用性といって半減期が非常に短いのだ．手術中のみに強い鎮痛が提供できてあとに残らないという特徴があるのだよ．だから持続投与が望ましい．対照的にフェンタニルは半減期が数十分と長いので1回投与で術後鎮痛に使用されるよね．もちろん持続投与で術後鎮痛に使用されることもあるけどね．

　わかりました，1回投与と持続の2種類があるのですね．

　あとレミフェンタニルをシリンジポンプにつないだあとに延長チューブを下に垂らしておくと，サイフォン現象でレミフェンタニルが床にこぼれるので注意しよう（図6-3）．

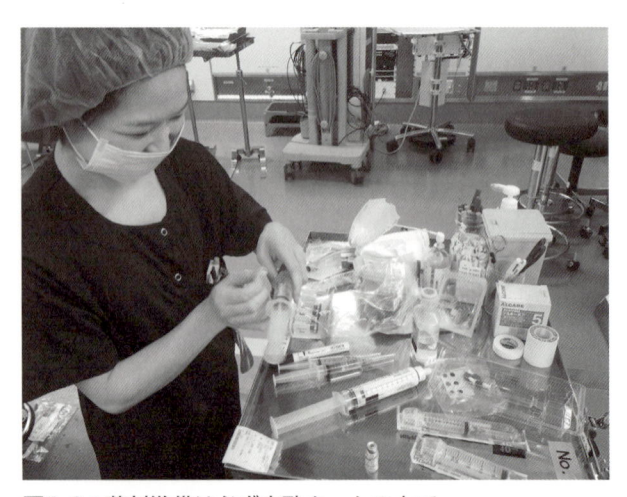

図6-2●薬剤準備は必ず麻酔カートの上で

Chapter 06

麻酔科で使うおもな薬剤

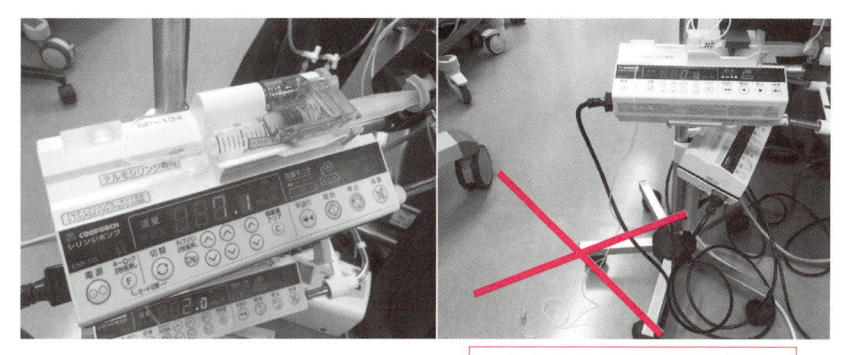

サイフォン現象予防のために
延長チューブを下に垂らさない！

図6-3● レミフェンタニルは持続投与

表6-1● 特に取り扱いに注意が必要な薬剤

＊上級医が指紋認証金庫より出し入れを行う．空容器も捨てない．	
麻薬	フェンタニル，レミフェンタニル，モルヒネ，ケタミン
使用量，残量とも厳密に管理が必要！空容器も含め絶対に捨ててはいけない！	
筋弛緩薬	ロクロニウム，ベクロニウム，スキサメトニウム
毒薬指定．空容器は捨てない！	
静脈麻酔薬など	プロポフォール，ドロレプタン，チアミラール
吸入麻酔薬	セボフルラン，デスフルラン

　おっと，セボフルランの瓶を倒しかけました（表6-1）．

　揮発性麻酔薬をこぼすと気化してしまってその手術室にいる人たち皆が危険にさらされるよ．絶対にこぼさないようにね（図6-4）．後述する表6-2に吸入麻酔薬セボフルランとデスフルランの特徴を記しておくよ．

　亜酸化窒素は使用量が減っていると言われていますが．

　オゾン層破壊に関係していると言われているし，単独では麻酔できないからね．あと覚えておかないといけないのが，セボ

フルランやデスフルランなどのように吸入麻酔薬と異なる，プロポフォールの持続静脈投与だね．この場合，吸入麻酔を使用せず静脈だけで薬剤投与が行われるので，「完全静脈麻酔（total intravenous anesthesia: TIVA）」と言われているよ．

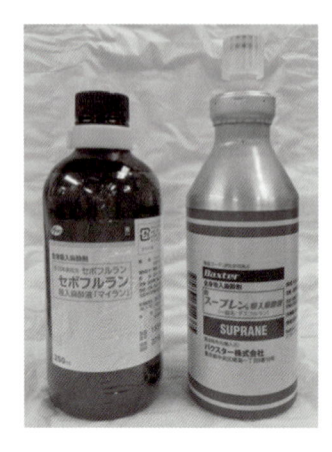

図6-4 ● 吸入麻酔薬の瓶を倒さない

吸入麻酔薬

①セボフルラン

導入時

- 気道刺激性が少ないため緩徐導入にも可．喘息患者や喫煙者にも有利かもしれない．
- 低流量ではコンパウンドAが発生し腎機能障害をきたす可能性がある（総流量は2L/分以上に）．

②デスフルラン

気道刺激性が強いため麻酔維持のみに使用

- 発売中の吸入麻酔薬のなかで最も覚醒が速い，生体内代謝率が極めて低い．

③亜酸化窒素（笑気，N_2O）

- 鎮痛作用を有するがMACが105％と高く，単独で用

いることはない．主として用いる吸入麻酔薬の MAC を減少させる効果（2 次ガス効果：高濃度と低濃度ガスを共に吸入した場合，高濃度ガスが先に血液中に溶けるために肺胞内の低濃度ガスの割合が相対的に上昇し，導入が早くなる効果）を期待して併用される．
- 覚醒時に吸入を中止すると肺胞内の N_2O 濃度が上昇し，酸素分圧が低下する危険がある（拡散性低酸素血症）．投与終了時には高濃度酸素を投与する．
- 体内閉鎖腔を膨張させる．
  ⇒禁忌　体内に閉鎖腔のある患者（耳管閉塞，気胸，イレウス，など）
- 術後の悪心嘔吐を増加させることがある．

表6-2 ● 吸入麻酔薬

	セボフルラン	デスフルラン	笑気
MAC（純酸素時）	1.7	6.0	105
血液/ガス分配係数	0.69	0.42	0.47
体内代謝率	2 %	0.02 %	
気道刺激性	(−)	(+++)	(−)
非脱分極性筋弛緩薬増強	(+)	(+)	(−)

■ 静脈麻酔薬

①プロポフォール　アンプル 200 mg/20 mL
　　　　　　　　キット　500 mg/50 mL
　導入時　2〜2.5 mg/kg 静注
　　　　　[TCI 使用時 3.0 µg/mL 程度]
　維持　4〜10 mg/kg/h
　　　　　[TCI 使用時 2.0〜5.0 µg/mL 程度]

- 催眠・鎮静・抗不安作用があるが，鎮痛作用はない．鎮痛薬併用の有無，年齢などで必要量は異なる．
- 心収縮力低下，末梢血管拡張により血圧が低下する．また投与開始時に血管痛を生じることがある．
- ディプリフューザーTCI機能を用いる際はBISモニターの併用が望ましい．
- 大豆油，卵黄レシチン過敏症，小児での集中治療における人工呼吸中の鎮静目的での使用は禁忌．

では，次に麻酔カートを見ていこう（図6-5）．

うわぁ，いっぱい入っていますねぇ．

アナフィラキシー，高度循環抑制，喘息発作対応時の薬剤がすべて入っているからね．とりあえずここではよく使用される薬剤を見ていこう．まずは単回投与の昇圧薬だよ．

注射用水20 mL
生理食塩水20 mL
アトロピン注0.05 %シリンジ
リドカイン静注用2 %シリンジ
ニカルジピン10 mg
ジクロフェナクNa坐剤50 mg
スガマデクス静注200 mg
フロセミド注射液20 mg
リドカイン注ポリアンプル1 %10 mL
メトクロプラミド注射液10 mg
エフェドリン注射液40 mg
インジゴカルミン注20 mg
ウリナスタチン注射液10万単位
エピネフリン注1 mg
フェニレフリン注1 mg
ラニチジン注射液50 mg
クロルフェニラミン注5 mg
ブピバカイン注脊麻用0.5 %高比重20 mg
ノルアドレナリン注1 mg
ヘパリンNa注5000単位
ロピバカイン注7.5 mg（0.75 %）
グルコン酸カルシウム注射液8.5 %5 mL
アミノフィリン注250 mg

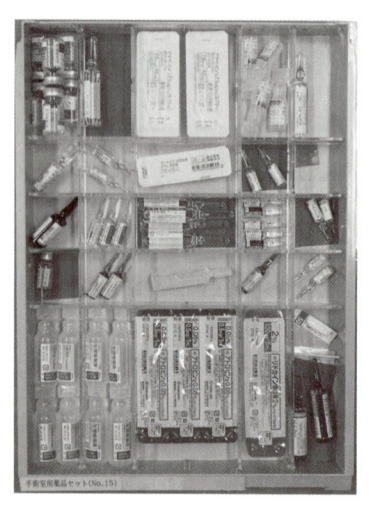

図6-5●麻酔カート内の1例

Chapter 06

麻酔科で使うおもな薬剤

　エフェドリンとフェニレフリンがあると聞きましたが何が違うのでしょうか？

　基本的に血圧を上げる際に**β作用という心臓の拍出量を増やす方法**と，**α作用という末梢血管抵抗を上げて血圧を上げる方法**があるね．**エフェドリンはβ主体，フェニレフリンはα主体**と覚えておくといい．

　全身麻酔を行うと血圧が下がるのが問題と思いますが，なぜニカルジピンがあるのですか？

　全身麻酔覚醒時に交感神経系が亢進しすぎて異常高血圧になることもある．だからニカルジピンで血圧を低下させるのさ．

　とにかく薬剤が多いですね．

　だから，いつも薬剤名を確認してどのように希釈したかをシリンジに書くことだよ．それにつきるよね．

■ 使用頻度が高い薬剤

【昇圧薬】
①エフェドリン（40 mg/mL）
　　1 A＋生食 9 mL で計 10 mL に希釈し（4 mg/mL），
　　適宜 1〜2 mL 静注
　　・αおよびβアドレナリン受容体を直接的，間接的に活性化　⇒　血圧↑，心収縮力↑，心拍数↑
②フェニレフリン（1 mg/mL）
　　1 A＋生食 9 mL（0.1 mg/mL）または 1 A＋生食 19 mL（0.05 mg/mL）に希釈し，0.05〜0.2 mg ずつ静注
　　・α1受容体を選択的に活性化し，末梢血管収縮
　　　⇒　血圧↑，反射的に心拍数↓

【降圧薬】
①ニカルジピン 10 mg/10 mL
- 原液で 0.5 mg ずつ使用．速やかな降圧作用を有し，手術時の異常高血圧に対して頻用される．
- 動脈系の血管拡張が主体．血圧低下に伴う反射性の頻脈が心筋酸素需要を増加させることがある．

【循環作動薬】
①アトロピン注射液 0.5 mg/mL
- 副交感神経遮断作用（抗ムスカリン作用）⇒ 散瞳，鎮痙，分泌抑制，心拍数↑
- 徐脈治療の第一選択薬で，成人で 0.5 mg 静注，効果が不十分なら 3 mg まで反復投与可（無効な場合はドパミン，ドブタミン，アドレナリンなどのカテコラミン，経皮ペーシングを考慮）．
- 緑内障，前立腺肥大による排尿障害，麻痺性イレウスに対しては禁忌．

【筋弛緩拮抗薬】
①スガマデクス 200 mg/2 mL

浅い筋弛緩状態	2 mg/kg
深い筋弛緩状態	4 mg/kg
緊急に筋弛緩状態からの回復を要する場合	16 mg/kg

- 重症腎機能障害でも用量変更の必要はないが，排泄が遅延する可能性がある．
- 高価な薬剤なので破損などがないように注意．

【脊椎麻酔時】
①ブピバカイン注脊麻用 0.5％高比重 20 mg/4 mL
　使用量 2〜2.5 mL　作用時間 120〜180 分（目安）

麻酔科で使うおもな薬剤

- 高比重液は重力に従って広がるので体位を調節することで麻酔域をある程度コントロールできる．

ポイント

- ☑ 麻酔科で使用する薬剤は劇薬・毒薬・麻薬が多く，取り扱いに要注意
- ☑ 薬剤は必ずカート上で用意しよう
- ☑ 薬剤シリンジには必ずラベルを書き込もう
- ☑ 薬剤を「引くとき，打つとき，捨てるとき」の3点に注意しよう

Memo　自分たちが薬剤を扱う際の注意点を書き出そう

Chapter 07 全身麻酔の導入と維持

Introduction

ここでは，一般的な麻酔の導入，維持，抜管について記します．術中のさまざまな観察点なども記しています．あくまでも入門ですのである程度慣れてきたら成書なども紐解くことをお勧めします．ここでは最も基本的なプロポフォール，フェンタニルやレミフェンタニルなどの麻薬，ロクロニウムなどの筋弛緩薬，セボフルランで導入する方法を記します．後述する硬膜外麻酔を入れる場合はこの導入の前に行います．

麻酔の導入

今日は，先日術前診察を行った腹腔鏡下胆のう摘出術を受ける大村さんの全身麻酔を行います．担当は中山先生と黒澤先生になりました．

Chapter 07
全身麻酔の導入と維持

■ 患者さんの挨拶と確認

患者さんが看護師さんと一緒に手術室まで来られたよ．

大村 歩さんですね．本日担当の森永と申します．こちら麻酔科の黒澤先生と中山先生です．

昨日お伺いした黒澤です．今日はよろしくお願いします．

はい，よろしくお願いします．

それではこちらのベッドに移っていただけますか？ お名前の確認をしますね．お名前をフルネームでおっしゃってください．

大村 歩です．

生年月日もよろしくお願いします．

1952年6月18日です．

本日はどちらの手術ですか．

胆のうですから右でしょうか．

はい，結構です．それではいろいろと確認させていただきますね．麻酔科医が問診している間に，看護師さんは病棟の看護師さんから申し送りを受けているのだよ．

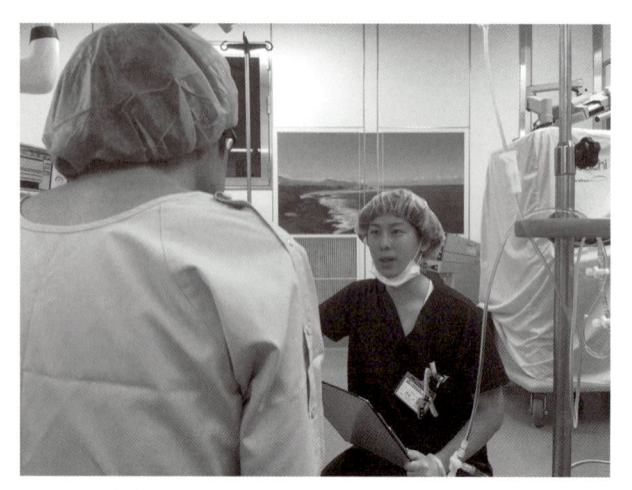

図7-1 ● 患者さんに話しかけるときは同じ目の高さで

　効率的でスピーディーですね．

　うん．またベッドに乗るまで，何度も声掛けをしてできるだけ緊張をほぐすことが大切なのだよ（図7-1）．多くの麻酔科の教科書に**患者さんを安心させることが，すべての前投薬に勝ると書いてある**ね．ベッドが少し段差で揺れるときさえも不安にさせてしまうから，きちんと揺れる前に伝えておくのと同じだね．不安で発作や失神を起こす患者さんだっているからね．

　これは各科共通ですね．

■ 全身麻酔導入準備

　まずは心電図と SpO_2 モニターと血圧計を巻いて入室時のバイタルサインをとろう．

　どんどんモニターで出てきますね．SpO_2 96，脈拍 65……．

Chapter 07
全身麻酔の導入と維持

手台をつけます.

まず,電子カルテについているバーコードリーダーで患者さんの手首のバンドを読み取る.

ピッといいましたね.じゃあ,まずは点滴を確保しましょうか.

よーし,ではルート確保だ.基本的に手術のルートは20G以上で確保するのが安全で,対側から静脈確保を行うので右の手術の場合は,左から確保するのだよ.

適切な血管がない場合はどうするのですか.

麻酔科の場合,神経障害予防のため,手背で確保することが多いので大体入るよ.でもそれでも安定したルートが確保できなければ,足からでもいいから確保しよう.

先輩上手ですね.逆血,外筒進め,ルートとの接続…….

はい,落としてください.

はい,落ちています.

このとき漏れていたら,膨らんでくるし,患者さんは痛みを訴える.はい,固定してください.

先生,申し送りお願いします.

看護師さんが,病棟の看護師さんから申し送りを受けている内容を確認しよう.

出棟時バイタルサイン 130 の 60，脈拍 82，SpO$_2$ 96，体温 36.5 です．抗生剤セファゾリンが 1 本届いています．アレルギーはありません．

アレルギーや抗生剤は看護師さんと一緒に見て確認しようね．

はい．あっ，先生．外科の先生も来ました．

主科が来て初めて麻酔導入を開始するという申し合わせなのだよ．さぁ，酸素 6 L/ 分投与して．

はい．大村さん，今からね，体に酸素を溜めるためにお顔の上に酸素のマスクをのせますね．眠くなりませんので，普通に息をしていらしてください．

全身麻酔の導入

さぁ，モニターもつけていることを確認したら導入を開始しよう．麻酔事故のほとんどは導入，覚醒で起きているんだからね．大村さーん，何回も大きな深呼吸しましょう……．ほら SpO$_2$ 上昇してきて 100 % になったね．これをしばらく続けることで，酸素化と脱窒素化が十分になされて，少々の無呼吸には耐えられるのだよ．

なるほど．必ず酸素化をするようにします……．

よろしくお願いします．レミフェンタニル 15 mL/ 時で持続投与するよ……．ロクロニウムも 5 mg 投与する．どうですか？少し感じが変わってきましたかー？　プロポフォールいくよー，140 mg 投与した．

Chapter 07

全身麻酔の導入と維持

　先生，どうしてロクロニウムは 5 mg しか入れないのでしょうか．本には 40 mg くらいいるって……．

　換気ができていることも確認できないうちに筋弛緩をしたら自発呼吸がなくなったときどうするの？　これは priming principle といって，最初に筋弛緩を少量入れると，あとの筋弛緩の効果が増大する．さあ，換気を始めてね，できていますか？

　はい，胸郭が上がっています．呼気二酸化炭素も出ています（図 7-2）．筋弛緩をお願いします．セボフルランを入れます．鼻を支点にマスクを密着させて……．

　少し漏れているが，まぁ許容範囲だね．さあ，しばらくセボフルラン 3 % を入れて，筋弛緩が効いて柔らかくなったら挿管しよう．気管挿管は頭部後屈とクロスフィンガーでスニフィングポジションをしっかりとって行うんだ．そして大きく口を開けたら，喉頭鏡を右から入れて舌をよけて，斜め前に，押し出

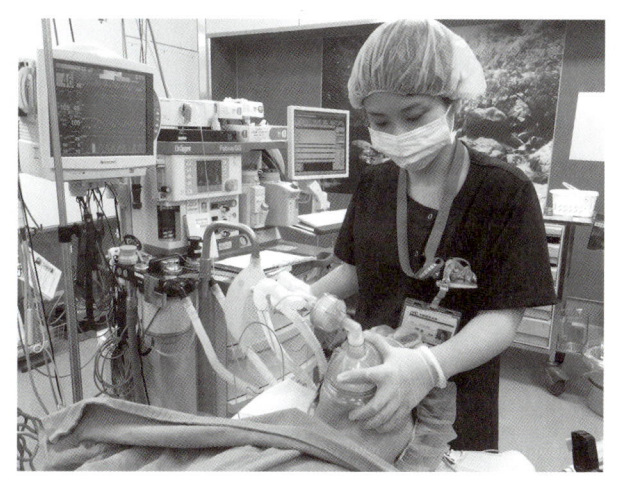

図7-2 ● まずはマスク換気の確立を

す．そうすると喉頭蓋が持ち上がって声門が見える．決してここで喉頭鏡をこねてはいけない．歯を折るからね．はい声門が見えたら入れてみて……．

少し入りました．スタイレットを抜いてください．

いいね，男性なので21 cmまで入れて換気．どうですか？胸郭は上がっていますか．モニターばかり見ないでね，大切なのは理学所見ですよ．

うーん，胸郭は上がってないし，チューブ内に湿りもないし，呼気二酸化炭素も確認できないね．バッグもかたそうだし，これは食道挿管だと思うので，抜いてください．よしもう一度．

だめだめ，換気が途切れているのだからまずはバッグでしばらく換気をしてからだよ．今度は僕が挿管するからね．はい，頭部後屈，開口しっかり，舌をよけて喉頭蓋を喉頭鏡で持ち上げて，はい，声門が見えてから，声帯の間をできるだけ優しくチューブを通そう（図7-3）．この際，チューブが入っていくのを目は離さずに最後まで見る．チューブの先端の黒い線が声門を越えたところでとめる．はい，カフを入れてください．では23 cmで固定しますね．今度は胸郭も上がっているし，呼気二酸化炭素も出ているね．さあ，固定だ（図7-4）．

シルクテープで，上下から固定ですね．固定したあとに……．はい，バッグで換気できています．

ここできちんと聴診して，左右差がないか，胃に音がしないかなどを考えるのだ．左右差があったりした場合，それは片肺挿管であったりするからチューブの深さを変えないといけないよ．大抵，**普通の男性は口角から22〜23 cmくらい，女性は20〜21 cmくらい**かな．

Chapter 07
全身麻酔の導入と維持

はい．浅すぎるとチューブは抜けてしまうし，深すぎると片肺挿管になるからですね．

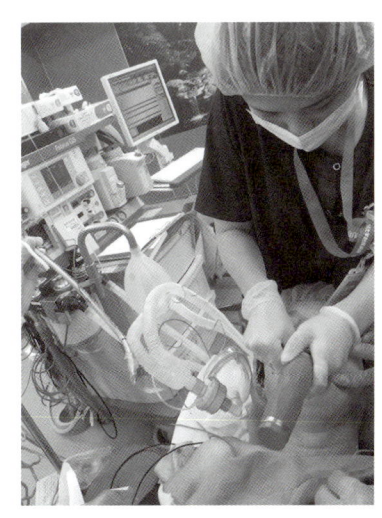

図7-3●
気管挿管は良好な喉頭展開から

抜けないように
深くならないように

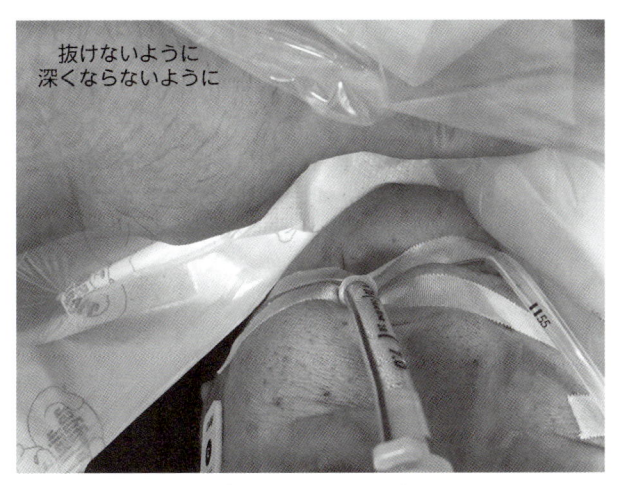

図7-4●気管チューブの固定はしっかりと

■ 手動換気から人工呼吸への移行と抗生剤準備

　まずは呼吸器の設定を体重50 kgなので1回換気量を450 mL，回数9回/分くらいにしようか．純酸素のみの投与は有害なので酸素1 L/分，空気2 L/分，セボフルランは1.5 %で流しておこうか．レミフェンタニルも濃度を下げておこう．胃管も入れようか．さあ，術者の先生たちが手洗いや消毒を始めたよ．こちらも記録をまとめておこう．また導入時は血圧がよく下がるので，昇圧剤を使うときもよくあるよ．

　ところで，どうして感染もしていないのに抗生剤を投与しているのですか．

　これはね．**手術開始までに滴下すると感染防止効果があるというエビデンスがある**からだよ．基本は導入後，手術開始前でそのあと，3時間後，4時間後に投与することも多い．透析患者や腎不全患者では異なるので，迷ったら指導医に相談だよ．ほら，覆布がきたよ．清潔野に入らないように支柱台に巻きつけるんだよ，このクリップで．はい，手術が始まるよ，開始5分はいろいろなことが起こるから絶対に目を離してはいけないよ．

■ タイムアウト

　それでは，タイムアウトをお願いします．

　大村 歩さん，65歳男性，胆のう結石に対して腹腔鏡下胆のう摘出術を行います．癒着が強いので少し時間がかかるかもしれません．予定手術時間は2～3時間です．

　麻酔科の先生，お願いします．

Chapter 07

全身麻酔の導入と維持

はい，ID56541719　大村 歩さん，右の手術で間違いなしです．

何をしているのですか？

タイムアウトといって，手術開始前に患者の左右やリスク，時間などをスタッフ皆で情報共有する非常に重要な作業だよ．これは世界保健機構（WHO）が決めている．スタッフ全員で手術のリスクを理解するための非常に重要な情報共有作業だよ．

患者さんの入室と点滴確保

① 看護師さんと麻酔科で患者の氏名を確認する．
② 入室後患者さんにベッドに移動してもらう．
③ モニターを，①血圧計，② SpO_2 モニター，③心電図（5点誘導）つける．さらに緑色の帽子をかぶってもらう．そして血圧測定を行い，モニター上に心電図や SpO_2 が表示されていることを確認する．そのバイタルサインを記録する．心電図はP波のあるなしを見るためにⅡ誘導と左室のST変化を発見しやすいV5誘導がスタンダードである．
④ 病棟の看護師さんから引き継ぎを受けた看護師さんが来るので，病棟出棟時のバイタルサインをメモし，ルート情報（左手20Gなど）を記載する．また，薬剤アレルギーについても一緒に確認する．
⑤ 点滴を確保する．基本は手術の反対側で確保する．眼科など出血がほとんどないと思われる手術以外は20G以上で確保することが推奨されている（図7-5）．点滴の確保の方法は後ろに記載されている．点滴は滴下良好かどうかを必ず看護師さんと確かめよう．

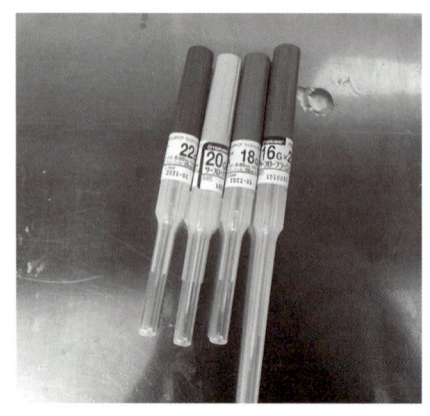

図7-5●
点滴の針はさまざまな太さがあり，太さは22G＜20G＜18G＜16G．通常成人では20G以上を用いる

■ 気管挿管から人工呼吸器への接続

①頭部後屈，顎先挙上を保持しながら，

②喉頭鏡を右口角からかけて舌を左によけながら，唇を巻き込まないようにしながら，喉頭展開を行う．**「喉頭蓋が見えました」，「声帯が見えました」と声に出すようにする．この際，絶対にこねてはいけない（歯を折ってしまうから）**．

③声門が見えれば「チューブをください」と言って看護師さんから気管チューブをもらう．この際，絶対に声門から眼を離してはならない．チューブをゆっくりと声門を通過させ，約2cmもしくは黒い線を越えれば「スタイレット抜いてください」と言って抜いてもらう．

④そして，成人男性なら22〜23cm，成人女性なら20〜21cm程度挿入し，「カフを入れてください」と言う．看護師さんが3〜5ccの空気をカフに入れてくれる．

⑤麻酔回路からマスクを外し気管チューブと接続します．バックで換気しながら，

　(1) 胸の上がり

Chapter 07

全身麻酔の導入と維持

　　(2) チューブ内の呼気の湿り
　　(3) カプノメーター・カプノグラム（$ETCO_2$ がモニターに表示）

により気管内に挿管されていることを確認し，声に出す．

⑥聴診器を用い，聴診し，両肺野の音に左右差がないかどうかということ，食道挿管でないかどうかを確認する（5点聴診）．

⑦換気をマニュアル（手動）からベンチレーター（人工呼吸器）に切り替え，胸が上がっているかを確認する．それまでは，100％純酸素かつ高濃度セボフルランであるが，ここで，酸素濃度を下げ（酸素1 L，空気2 Lなど）セボフルランも1.5～2％に下げる．換気量が多すぎないかどうかなどを呼吸器の分時換気量やモニターの $ETCO_2$ を見て設定を調節する．

⑧バイトブロックをチューブ横に巻きつけ，覚醒時に患者さんがチューブを噛んで換気できないような事態が起こらないようにする．

■ 胃管の挿入

①次に，多くの場合に胃管を挿入する（図7-6）．

②消化器の手術など術後留置する場合は，鼻から入れるが口から入れる場合もある．リドカインゼリーをつけて少しずつ入れます．鼻から入れる場合は口の中に手を入れて喉で巻いていないかを確認しよう．50～55 cmで胃内に届くはずで，(1) 聴診器で確認，(2) 吸引などで胃液が吸引できるかどうかを確認する．

③術中は開放しておき，(1) 胃液の貯留を防ぎ，(2) 胃膨満を防ぐ．

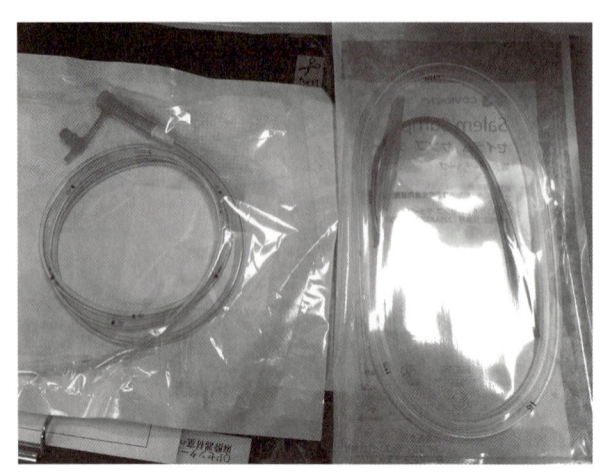

図7-6 ● 胃管チューブは胃液の除去と胃膨満の解除

■ 麻酔の維持

　手術開始5分後に血圧が160/78，脈拍が104/分になりました．

■ 麻酔の維持とABCD

　先輩，血圧と脈拍がともに上昇しています．

　うーん，操作で少しは上昇するのだけど，あまりにも上がる場合は痛いと感じていると思うので，レミフェンタニルを少し上げようか．あぁ，これで落ち着いたねぇ．

　何とか導入は乗り切りましたね．

　あとは，**水分バランスを考えた輸液，尿量確保，体温維持，筋弛緩の追加，痛みの管理**などを考えていけばいいよ．

Chapter 07

全身麻酔の導入と維持

😐 どういうことに気をつけたらいいですか．

🧔 そうだね，まずは ABC だね．A の airway は大丈夫か，きちんと接続されていて外れたりしていないだろうか，ということをチェックしようね．そして B の breathing はきちんと吸入麻酔薬が流れているかどうかなどをチェックしよう．そして C の circulation はいろいろある．循環血液量がしっかりあるか，血圧は大丈夫か，尿量確保はあるか，などなど……．

😐 どうやったら循環血液量がわかりますか？

🧔 それは非常に難しい問題だよ．中心静脈カテーテルがある場合は，中心静脈圧が参考になるけれども，バイタルサインと末梢の暖かさなどの理学的所見も大切になってくる．

🙂 なるほど，理学所見も大切なのですね．

🧔 あとは，術後鎮痛を配慮しないといけない．侵襲が大きい手術で**硬膜外麻酔がある場合には，持続硬膜外を作成しておこう**ね．場合によっては，持続静脈フェンタニル持続投与を行うこともあるね．レミフェンタニルは 5 〜 10 分で作用が切れてしまうから術後鎮痛をきちんとセットしないと鎮痛がなくなってしまう．

😐 自分が患者だったらと思うと，ゾッとします．

🧔 だから，持続硬膜外鎮痛や持続静脈フェンタニルを作成しておくのだよ．ショットでフェンタニルを追加してもいいけれど，あまり大量になると呼吸抑制作用が強すぎて覚醒遅延になる場合があるよ．

なるほど，過ぎたるは及ばざるがごとし，何事もバランスが大切なのですね．

麻酔の4要素

麻酔の維持中はいろいろなことが起こります．麻酔の4要素というのを医師国家試験で皆さん勉強されたものと思いますが，復習してみると，

①鎮痛
②不動化
③意識消失
④有害反射の抑制

の4つとされています．

この4つはそれぞれに相関しあっているので単純化することは不可能です．特に④有害反射の抑制は麻酔の究極の目標です．

それぞれに対してどのような薬剤や処置が必要かを考えてみますと，

①鎮痛は，
(1) フェンタニルは蓄積があるため，投与しすぎると呼吸抑制や覚醒遅延などを起こします．しかし，作用時間の長さが幸いして術後鎮痛には非常に有用ですので持続静注フェンタニルなどとして術後鎮痛に使用しています．
(2) 超短時間作用型であるレミフェンタニルは非常に有用です．レミフェンタニルは術中 0.10 ～ 0.30 $\mu g/kg/min$ と使用量に幅があります．これは非常に強力なので必ずシリンジポンプで持続投与してください．レミフェンタ

ニル1本2mgを生食20mLに溶かします．
(3) もちろん硬膜外麻酔も鎮痛に非常に有用です．ロピバカインを数mLずつ投与したり持続硬膜外持続静注ポンプを接続するなどして鎮痛を図ります．

②不動化は，
　高濃度セボフルランや鎮痛と鎮静が深ければ達成されるという考えもありますが，筋弛緩が決定的な不動化です．ロクロニウムは典型的な筋弛緩薬で30～40分の作用時間をもちます．効果は筋肉量などにもよるので，筋弛緩モニターなどの使用も有効かもしれません．

③鎮静は，
　セボフルランやプロポフォール（完全静脈麻酔）により行われます．術中は深い鎮静度が必要で，鎮静のモニターとして脳波モニター（BIS）が存在しますので，あとで解説します．

④有害反射の抑制には，
　鎮痛，鎮静の適正化により自律神経や内分泌系の安定化を目指します．その他にも，血圧低下により臓器灌流低下が起こります．なので，バイタルサインの適正な維持が有害反射を抑制するのに重要です．その1つの目安が尿量確保です．尿が出るということは腎血流が保持され，老廃物を排出できる状態に身体があることを示すからです．

麻酔管理のABCD

　救急医学と麻酔科学は多くの共通点があります．それは患者

の生命を非常にクリティカルな部分で行っていることです．麻酔導入により，自発呼吸の消失，舌根沈下が発生し，そこから蘇生が始まります．維持の間に観察すべきABCDは救急医学と同じであり，何度も評価を繰り返すことが重要です（図7-7）．

A-airway：気管チューブはうまく入っているか，片肺になっていないか．ラリンジアルマスクはズレていないか．喀痰で気道閉塞はしていないか（必要なら吸引を）．喉頭痙攣を起こしていないか．

B-breathing：胸は上がっているか．酸素濃度は大丈夫か．セボフルランはきちんと入っているか（セボフルランやプロポフォールの残量を把握）．

C-circulation：輸液は過少，過剰ではないか，点滴は漏れていないか．心臓へ負担はかかっていないか．血圧は適正か，脈拍は適正か．尿量は出ているか（必要なら昇圧薬を，輸液負荷を）．

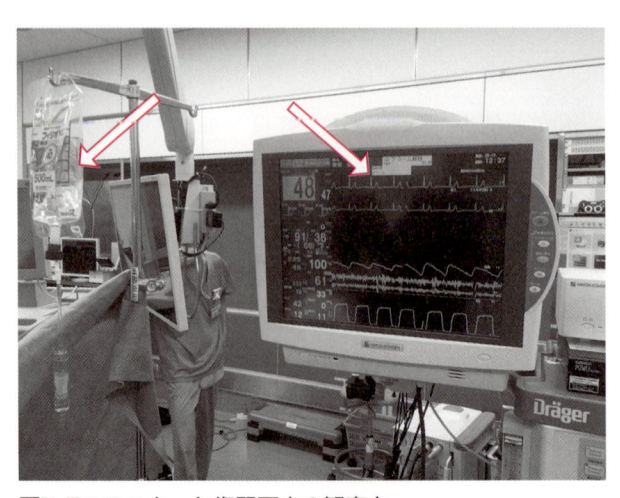

図7-7● モニターと術野両方の観察を

全身麻酔の導入と維持

D-differential diagnosis：現在麻酔管理に対して課題は何かを鑑別すること．採血のガスのデータを見て過換気だ，などなど．

人工呼吸器の設定

麻酔器により設定の仕方は異なりますが，基本的な考え方は同じです（図7-8）．

人工呼吸器の設定項目は基本的に3つのことを考えます．

V_T（1回換気量），RR（Freq）（呼吸回数），

I：E比（吸気相：呼気相）

SpO_2と$ETCO_2$（カプノメーター），Peak（最高気道内圧）を見ながらこの3つの値をより最適な設定に合わせていく作業が重要です．準備のときに，おおまかにV_T＝8−10 mL/kg，RR＝10，I：E比＝1：2に設定しておきますが，術中の状態で変化させていきます．

呼気CO_2（$ETCO_2$）（正確には$PaCO_2$）は分時換気量（MV

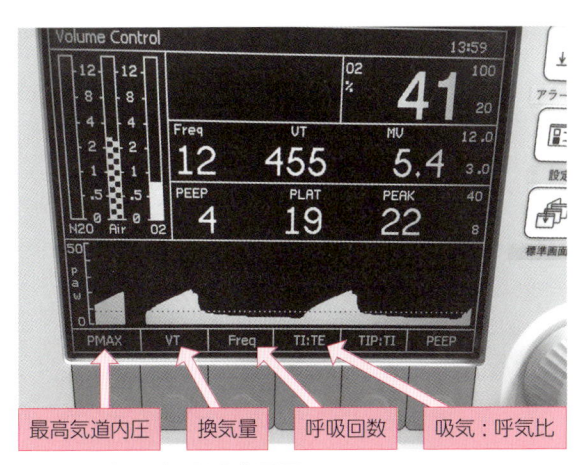

図7-8 ● 人工呼吸器設定画面

$=V_T×RR$）に大きく依存するため，呼吸器の設定が重要になってきます．呼気 CO_2 が換気の指標とされているゆえんです．

　RR が大きすぎると解剖学的死腔を気体が往復するだけで全く換気できないし，V_T が大きすぎると膨らみすぎた風船と同じで，Peak（最高気道内圧）が上がりすぎてしまい気道損傷の可能性が増えます．また，V_T が少なすぎると無気肺などの発生率が上昇してしまいます（図7-8）．

ポイント

- ☑ 全身麻酔の導入前には患者さんに挨拶と声掛けを
- ☑ 全身麻酔導入時はマスク換気の確立が第一
- ☑ 気管チューブやラリンジアルマスクの固定はしっかりと
- ☑ 予防的抗菌薬投与の意義を理解しよう
- ☑ タイムアウトでは外科・看護師さんとともに確認を行おう
- ☑ モニターと患者さんの所見の両方を継続的に確認しよう

Memo　全身麻酔の導入と維持について気づいたことを書こう

Chapter 08 麻酔覚醒と術後管理への移行

Introduction

ここでは，一般的な麻酔の覚醒について記していきます．麻酔覚醒は麻酔導入と同じくらい注意を要する場面です．今回は，渡辺先生の担当症例の覚醒と抜管をみていきましょう．

　　ありがとうございました，終わりです．

　　お疲れさまです．5時ちょうど終了でお願いします．

　　はーい．

　　はい，じゃあ，徐々に覚ましていこうか．X線を撮り終わるまでは患者さんを覚醒させてはいけないよ．

　　わかりました，いろいろと整理しておきます．

　　あっ．X線O.K.です．

僕たちも，気管チューブの位置，肺野，胃管チューブの位置を確認しよう，大丈夫だね．他には輸液量が多すぎて肺水腫になっていないか，喀痰が多すぎて無気肺ができていないかなどを確認しよう．

　X線も撮り終わり，今から抜管ですね．

　そうだね，抜管するには自発呼吸の回復が必須だからまずはそれが出てくるのを待つ．徐々にカプノグラム（呼気二酸化濃度波形）の波形に切れ目が入っているだろう．筋弛緩剤が切れて自発が戻ってきているね（図8-1）．気管内吸引してみようか．

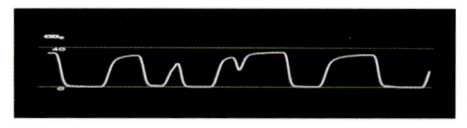

図8-1 ● 自発呼吸の出現

　喀痰を吸うのですね．あっ，動き出した．

　気管内吸引で痰を吸うだけでも体動が出現することもあるのだよ．はい，これで換気を手動に変えて負荷圧をゼロにして．

　つまり，自分の呼吸だけで息をしろと．あっ，小さいながらも息を……．

　よし，ここまで自発呼吸が出てくれば筋弛緩リバースであるスガマデクスを投与だ．必ず体動が出るまでリバースは入れてはいけない．なぜなら，リバースで完全に筋弛緩を拮抗できる確証がないと，あとで，筋弛緩が残っていて非常に危険なことになる．研修医単独で麻酔症例に当たった場合は，勝手にリバースを入れてはならないよ．手術終了15分前，手術終了時にコールすることはもちろん，指導医の先生を必ず呼ぶようにしてね．

Chapter 08

麻酔覚醒と術後管理への移行

表8-1 ● 術後のさまざまな合併症
- 嗄声
- 咽頭痛
- 呼吸抑制
- 誤嚥性肺炎
- シバリング
- 心筋梗塞
- 脳出血
- せん妄

麻酔覚醒は交感神経系が活性化して，異常高血圧や心合併症が非常に多いからね（表8-1）．

はい，わかりました．あっ，患者さんが動き始めました．換気量も呼吸回数もしっかりしています．

ここでセボフルランを換気でもう少し除去すれば……．声を掛けてみよう．讃岐さーん（患者さんの名前），わかりますか，目を開けてください．手を握ってください．はい，いいですよ．カフを抜いて，大きくお口を開けて，はい抜管，すぐに酸素投与．

ふー，これで安心ですね．

いや，抜管後に呼吸抑制が起こることもあるから，きちんと観察して聴診して確信が得られるまではしっかり見る．そして手術室退室時のバイタルサインを確認して麻酔終了というわけさ．手術室を出るところまでは必ず声を掛けたりして，覚醒と自発呼吸を確認する．必ず手術室を出るところまで見送るのだよ．何をモニターするのだったっけ？

SpO_2 モニタリングと，視診による呼吸状態評価です．舌根沈下はないです．呼吸数も 12 回 / 分しています．

はい，ここで SpO_2 モニターがあるから，つけて自発呼吸をきちんとしているかを評価しよう．術後指示も病棟の看護師さ

んにきちんと申し送ろうね．全身麻酔から覚醒したての患者さんはいわゆる鎮静状態にあり，時間の経過とともに完全な覚醒状態に移っていく．だから呼吸状態のモニタリングや酸素投与は一定時間必要なのだよ．また，多くの患者さんで術後シバリングといって，寒さを感じるか否かにかかわらず身体が震えることもある．震えることは酸素を大量に消費するので，投与しておいたほうが安全だよね．

あと，確認しておかないといけないことは何ですか？

やはり，**嗄声と咽頭痛は気管挿管症例でかなりの頻度で起こる**のでフォローしておかないといけないね．明日，必ず空いている時間に患者さんのところを訪問して，いろいろな合併症が発生していないかをフォローしてね．

わかりました．必ず見に行きます．

患者さんの退室

はい，病棟のベッドが入ってきたね．患者さんを安全に移すことも非常に大切な仕事だよ．

えっ．ベッドに移るだけですよね？

患者さんは今覚醒したばっかりで，自分でベッド移動は難しいよね．さらに点滴，尿道バルーン，ドレーンなどが入っているために自分での移動は非常に危険を伴う．

確かにどれが抜けても大変なことになりますね……．

Chapter 08

麻酔覚醒と術後管理への移行

そうだよ，だから，外科，麻酔科，看護師でできるだけ人手を集めて移動させるんだ．特に麻酔科は外科ドレーン，外科は点滴に注意がおろそかになる可能性がある．

なるほど自分で入れたものは注意するけれど，そうじゃないものには注意が浅くなりますね．

だからうちでは**「点滴，バルーン，ドレーンいいですかー」と確認してからベッド移動**をしているよ．全員で持ち上げて移動させるところもあれば，下に板を入れて患者さんを移動させる施設もあるけれど，原則は同じだよ．

わかりました．麻酔科医が特に注意することは何ですか？

やはり，患者さんが半覚醒，すなわち鎮静状態にあることが多いので，頭部と頸部をしっかりと持ってあげることだね．

わかりました，まさに手術室メンバー一同で行う共同作業ですね．

■ 手術終了から抜管，麻酔終了への流れ

ここでは手術が終了してから抜管，麻酔の終了までの流れについて書きます．手術終了15分前くらいに指導医に連絡したあとに，手術が終わればまず，さらに電話で手術が終了したことを知らせてください．覆布が外れ，患者の創がガーゼなどで被覆されます．体位を仰臥位に戻す作業があれば頭部保持を行ってください．

徐々にセボフルランの濃度を下げていきますが，挿管刺激はかなりの刺激なので1％程度でやめておくか，最初は指導医の先生に聞きましょう．

患者さんはX線撮影にてガーゼや異常がないことを確認す

るまでは，覚醒させてはいけませんし，リバースも投与してはいけません．

　X線撮影の際は胸部撮影時にきちんと頭部を持ち上げないと頸椎損傷を招くこともあるのできちんと持ちましょう．麻酔科は「頭部とチューブ」を守ります．

　X線画像が完成して，術者がOKを出してくれたら，いよいよ覚醒と抜管です．

　患者さんが，人工呼吸器から離脱し安全に病棟で過ごすためには**「自発呼吸の回復」，「意識の回復」，「筋力の回復」**の3つが達成される必要があります．

① X線撮影，確認後にセボフルランやプロポフォールの持続投与を終了する．
② 体動や自発呼吸があれば指導医がリバースを入れる（入れない場合もある）．これで筋弛緩が拮抗される．
③ どのくらいの麻酔深度で自発呼吸が出るか，意識が戻るかは個人差があるものの，基本的に高齢者は戻りにくく，若年者は戻りやすい傾向がある．
④ ある程度自発呼吸が出てきたら，人工呼吸器に合わなくなるのでファイティングを起こす．人工呼吸器からマスク換気モードに変えて負荷圧をゼロにしておこう．徐々に呼吸量が増えてくる．
⑤ セボフルランが体から抜けてくると意識が戻ってくる．口にチューブが入っていて苦しく暴れる患者さんもいるので，上手に押さえたり，話しかけたりする．ここで導入の際に入れたバイトブロックがチューブや舌を噛むのを予防するのに役立つ．
⑥ 抜管の条件として，意識が回復していることと筋力の回復が

Chapter 08
麻酔覚醒と術後管理への移行

挙げられるが，これは「右手を握ってください」，「眼を開けてください」などでわかる．頭部を5秒以上持ち上げてもらうこともある．自発呼吸は，大体1分間に，体重×70－100 mL以上の換気量があれば抜管可能とされている．

⑦用意していた吸引チューブで気管内の喀痰を吸引し，口腔内も吸引する．呼吸不全や誤嚥を防ぐためである．

⑧抜管可能となれば，表皮剥離を起こさないようにやさしくチューブのテープをはずし，加圧しながら口を大きく開けてもらいチューブを抜く．抜管後，すぐに口腔内を吸引し，純酸素のマスクを当てて深呼吸をしてもらう．

⑨そのあと，刺激のない状態で患者さんがしっかりと呼吸をしているかを胸の上がりや聴診で確認する．

以上が抜管の一般的な場合です．筋弛緩剤を使用しない場合にはリバースは使用しません．抜管後，5分ほど観察し大丈夫なら最後のバイタルサインを確認し，指導医の許可を得て病棟連絡で患者さんを移動させます．その際にはポンプや点滴が絡まないようにするのも麻酔科医の仕事です．**最後のバイタルサインを記録した時点が「麻酔終了」の時間です．**

全身麻酔覚醒後は呼吸抑制のリスクが高い

移送中も患者さんの様子を観察します．SpO_2 モニターをつけ，状態を把握します．病棟のベッドが来れば移動させ病棟のサチュレーションモニターをつけ安定していれば，移送は終了となります．もちろん，病棟ベッドを手術室内に入れて移動させるケースもありますが，手術室を出るまで患者さんをモニターし続けることを忘れないでください（表8-2）．

表8-2 ● 全身麻酔後は鎮静状態

	軽い鎮静	中等度鎮静	深い鎮静	全身麻酔
反応性	呼名で正常反応	言葉での刺激に対し意図のある動き	連続刺激や疼痛刺激で意図のある動き	疼痛刺激を受けても覚醒しない
気道	無影響	介入必要なし	介入が必要な可能性	しばしば介入必要
自発呼吸	無影響	十分である	不十分な可能性	しばしば不十分
循環	無影響	通常保持される	通常保持される	破綻する可能性あり

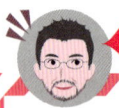

ポイント

- ☑ 麻酔の覚醒は導入と同じくリスクが高く注意深く行おう
- ☑ 十分な自発呼吸の回復を確認してから抜管しよう
- ☑ 覚醒後は自発呼吸・意識・筋力の回復を確認して退室しよう
- ☑ 全身麻酔覚醒後「鎮静状態」に類似しているので呼吸抑制に注意しよう
- ☑ 退室時の患者さんの移動は「点滴,尿道バルーン,ドレーン」に注意しよう

Memo 覚醒,退室時に注意していることは何ですか？

麻酔科研修 実況中継！ 第1巻 麻酔・周術期管理の基本編

Chapter 09 動脈圧ラインと中心静脈穿刺

Introduction

動脈圧ラインと中心静脈カテーテルは，中等度以上侵襲の手術にとって必須のものです．しかし，合併症も多いために，注意深い施行が必要です．麻酔科研修はこれらの侵襲性の高い手技を比較的安全に学べるチャンスであり，よく学習したあとで，積極的にチャレンジしましょう．

■ 動脈カテーテル（A ライン）

　　　今日は開腹胃全摘の手術です．中山先生は黒澤先生と動脈圧ラインを作成しています．

　　　先生，マンシェットでの血圧測定と，この動脈圧ラインを用いた血圧測定の違いがよくわからないのですが．

　　　この動脈圧ラインという概念はマンシェットで測定する方法とは全くメカニズムが異なるからね．**圧ラインというのは患者さんの血管内にカテーテルを留置してそこの血管内の圧を測定すること**だよ．動脈に留置したら動脈圧が計測でき，中心静脈

カテーテルからは中心静脈圧が測定できるよ.

うーん……．

とりあえず，表9-1にマンシェットの非観血的動脈圧測定と観血的動脈圧測定の違いを載せてみたよ．動脈にカテーテルを留置することはそれだけ患者さんに負担をかけるけれど，さまざまなことが可能になる．おもに，橈骨動脈，上腕動脈，足背動脈，大腿動脈が用いられるよ．

血液採取，しかも動脈血が簡単に確保できるので動脈血ガス分析が容易になりますね．

そうだね．さらに1心拍，1脈拍ごとの圧波が出てくるのでその瞬間ごとの血圧変動が理解できるね（図9-1, 2）．心臓血管外科や，大量出血が予測されるところでは必須だよ．

表9-1 ● 非観血と観血的動脈圧測定の違い

	非観血的動脈圧測定	観血的動脈圧測定
利点	非侵襲的である	1脈拍ごとに血圧測定可能 動脈血ガスが容易に測定可能 波形変動で血管内容量も推定可能
欠点	数分に1度しか測定できない 高度低血圧のとき計測しにくい 太い動脈でないと測定できない （上腕など）	侵襲的である （空気塞栓・血腫形成のリスク）

Chapter 09

動脈圧ラインと中心静脈穿刺

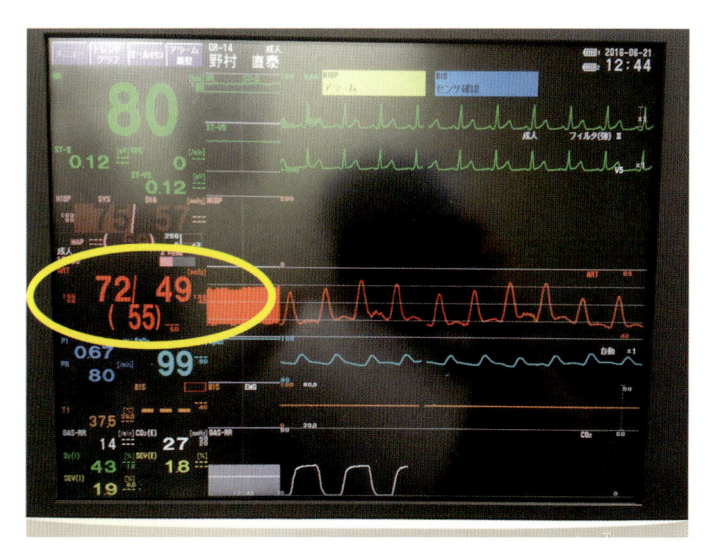

図9-1 ● 動脈圧で1脈拍ごとの血圧がわかる

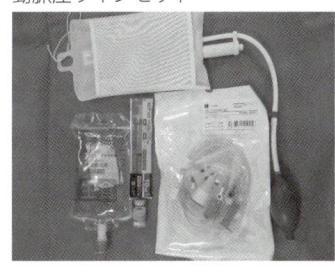

動脈圧ラインセット　　生食から空気を抜く　　ヘパリンを入れる

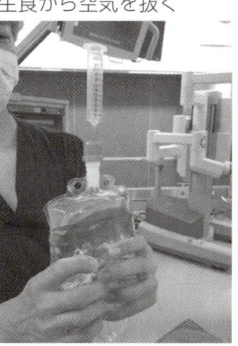

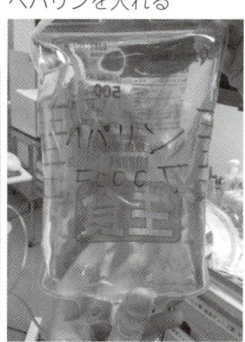

圧が加わったバッグにラインをつなぐ　　麻酔器のモニターと接続

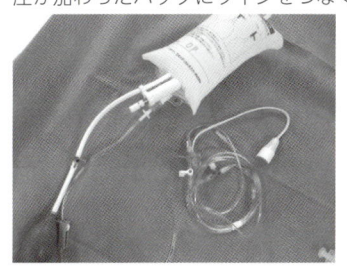

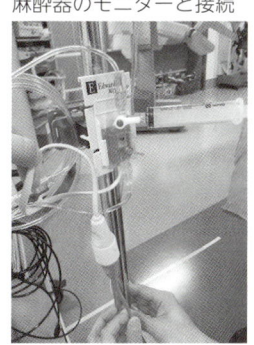

図9-2 ● 動脈圧ラインモニタリングの作り方

動脈圧ラインの適応

①リアルタイムな血圧管理が必要(大量出血が予想される症例，人工心肺を使用する症例，ICU で管理される症例など).
②頻回な動脈血ガス測定が必要な症例（呼吸器外科症例，大量出血症例）.
③マンシェットでの血圧測定が不可能な症例(熱傷, 外傷など).

 穿刺部位：橈骨動脈が第一選択，その他，上腕動脈・大腿動脈・足背動脈も用いられる.

 穿刺針：22 G または 20 G.

 なるほど，適応を勉強します．ところで先生，作り方がよくわかりません．

 まず，仕組みをよく理解しよう（図 9-3）．生理食塩水からよく空気を抜いて，凝固しないようにヘパリンを入れる．そしてバッグで圧をかけて，生理食塩水に圧がかかるようにする．

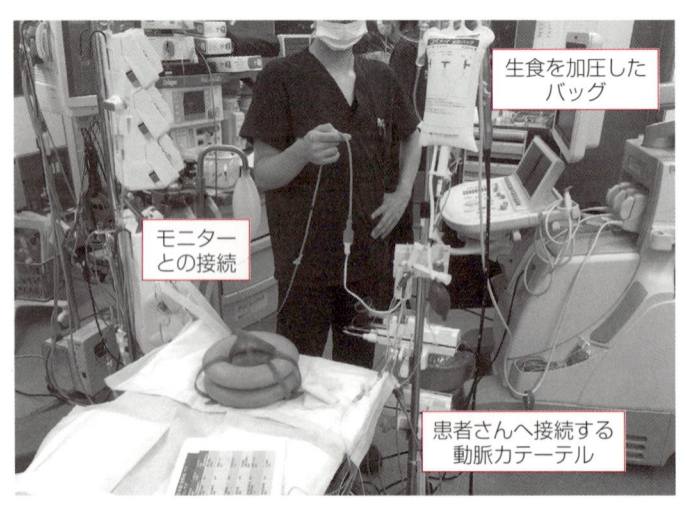

図9-3 ● 動脈圧ラインの仕組み

Chapter 09

動脈圧ラインと中心静脈穿刺

そして,その圧が伝わるラインを動脈内に入れるとどうなる？

圧ラインの中で動脈からの圧力と生理食塩水が押された圧力が押し合うと思います．

そうだね，もちろん，生理食塩水が一方的に流れ込まないように弁のようなものがついているけどね．そしてその動脈からの圧をモニターと計測して接続するのだ．

生理食塩水で押し続ける意味があまりわからないのですが？

まずラインが閉塞してしまわないようにすることが1つ，空気が血液内に入らないように液体で満たそうとしているのが1つかな？

ところで，空気抜きを徹底しているのはなぜですか？

もし動脈から空気が入ったらどうなる？　それこそ，空気塞栓で指などの末梢が壊死してしまうね．

それでは，動脈圧ラインをとるときのポイントは何ですか？

動脈は静脈よりも深部にあって見えないからね．よく拍動を触れて行うことが大切だよ．もちろん駆血帯は必要ないね．

他に注意点はないですか？

圧をきちんと把握できるようにするためには，カテーテルの位置がズレないように，そして折れないように固定する必要がある（図9-4, 5, 表9-2）．そして，手術終了後に抜いたりする場合にしっかり止血しておかないと血腫ができたりするね．また，神経障害とかも稀な合併症として注意が必要だ．動脈の知覚には神経があるから穿刺時に神経を傷つけてしまったり血

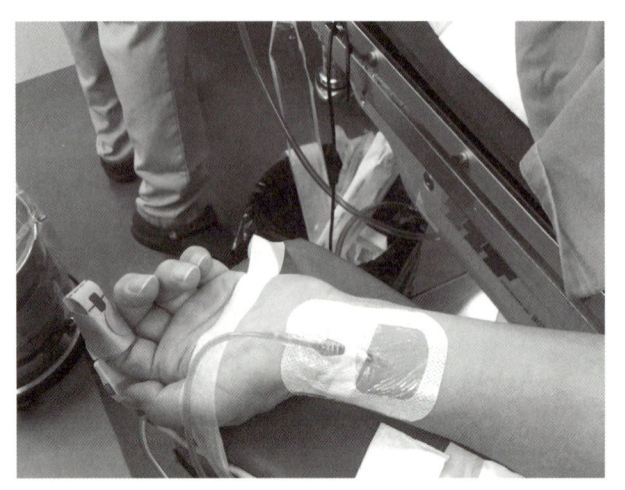

図9-4 ● 動脈圧カテーテルは抜けないように，ズレないように

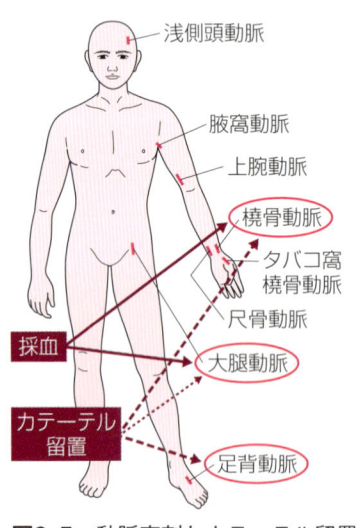

図9-5 ● 動脈穿刺とカテーテル留置

浅側頭動脈
腋窩動脈
上腕動脈
橈骨動脈
タバコ窩橈骨動脈
尺骨動脈
大腿動脈
足背動脈

採血
カテーテル留置

表9-2 ● 動脈カテーテル管理の注意点

1. ヘパリン化注射器を用意
2. 穿刺部位の近くに感染や創がないかを確認
3. 穿刺部近くの関節は伸展位
4. 拍動から走行を線として把握
5. 頻回の失敗時は注射針の閉塞をチェック
6. 逆血したら注射器の固定に留意
7. 抜針後の止血圧迫

Chapter 09
動脈圧ラインと中心静脈穿刺

腫で神経を圧迫してしまったりするんだよ．

■ 動脈圧ラインの作り方

①動脈ラインキット，加圧バッグ，500 mL 生食パック，ヘパリン（5 mL バイアル），10 mL シリンジを準備する．
②生食パックに 10 mL シリンジでヘパリン 5 mL を注入する（小児の場合は 2.5 mL）．
③生食パック内の空気を抜く（気泡が動脈内に入ると空気塞栓を起こして組織壊死が起こるので注意！）．
④生食パックを加圧バッグにセッティングして動脈ラインを接続する．
⑤加圧バッグを 250〜300 mmHg まで加圧する．
⑥動脈ライン内の空気・気泡も除去する（気泡が動脈内に入ると空気塞栓を起こして組織壊死が起こるので再度注意！）．
⑦モニターのモジュールと接続し，ゼロ点を設定する．

■ 動脈圧ラインの確保

①穿刺部位を触れて動脈位置，走行（蛇行してないか）を確認する．
②穿刺部位を消毒し，一方の手で動脈を触知しながら，もう一方の手で皮膚に対して 30〜45°の角度で穿刺する．
③逆血を確認したら針を少し寝かせて全体的に 1〜2 mm 進める．
④逆血持続することが確認できたら外筒のみを血管内に進め，内筒を抜去して留置する．
⑤外筒と動脈ラインを接続後，トランスデューサー部のシリンジで血液を吸引しながらライン内に空気の迷入がないことを

最終確認する.

中心静脈（CV）カテーテル

さて，ここは拡大肝右葉切除術が予定されている部屋です．出血量が多くなることが予測され，血管作動薬の持続投与も必要な可能性があるため，点滴だけでなく動脈圧ライン，内頸静脈からの中心静脈カテーテル挿入が予定されています．

中心静脈とは？

🧑 中心静脈カテーテルって国家試験にもよく出てきました．

👨 そりゃ，そうだろう．とても重要な概念だし，事故も多いからね．ところで，予習はしてきたかい？

🧑 はい，解剖とかいろいろ勉強してきました．

👨 では，まず中心静脈の定義ってなんだ？

🧑 中心静脈というのは……．たしか，上大静脈と下大静脈の2本のことをさしますね．

👨 そうだね，中心静脈カテーテルというのは先端が上大静脈か下大静脈にあるものをさすのだよ．**大腿静脈からなら下大静脈に，内頸や鎖骨下なら先端は上大静脈に位置する**よね．

🧑 一番大きい静脈だから，**中心静脈はカテコラミンなどの持続投与の血管作動薬や高カロリー輸液に適している**のですね．あと，大量輸液・輸血にも適していると聞きました．

Chapter 09
動脈圧ラインと中心静脈穿刺

■ 大腿静脈，内頸静脈，鎖骨下静脈の鑑別

　では中心静脈の種類を考えてみよう．おもなものは大腿静脈，内頸静脈，鎖骨下静脈だね．右と左があるけれどちらが優先かな？　その理由も含めてわかるかな？

　うーん，**上大静脈も下大静脈も右側にあるから右を優先**です．理由は左から入れると穿孔しやすいからです．

　そのとおり．静脈は意外ともろいので長期留置すると左からならカテーテル先端が血管に当たり，穿孔する可能性がある．右が第一選択だよ．

　なるほど．ところで，この3つの経路の違いは何でしょうか？

　まず感染の可能性を考えよう．**感染リスクは，大腿＞内頸＞鎖骨下**なのだよ．鎖骨下は長期留置に向くけど，手術室では内頸静脈留置が多いように思える．どうしてかわかるかな？

　やはり，鎖骨下は血胸，気胸のリスクが高いからですか？あと，胸部外科だと術野と重複することも懸念されます．

　そのとおり．鎖骨下動静脈損傷の際に圧迫止血が難しいし，手術中は人工呼吸するので気胸なんてできたら手術ができなくなる．ただ，内頸静脈穿刺でも気胸が起こりうることを忘れてはいけないよ．

■ 超音波ガイド下中心静脈カテーテル留置

　今日は，中心静脈は右の内頸静脈からですね．

　そうだよ．まずは超音波（エコー）で確認しよう．

なぜ，超音波で確認するのですか？

多くの場合，内頸静脈と総頸動脈は並走していて，盲目的についた場合，血管損傷のリスクが高まると考えられているのだよ．さらに，現在多くの患者さんでアスピリンやワルファリンなどの抗血小板薬や抗凝固薬が内服されていることが多く，圧迫止血だけでは対応できないこともあるため，少しでもリスクを減らそうとしているのだよ．

なるほど，動脈と静脈の区別はどうするのですか？

軽く圧迫して圧排されるのが静脈，圧排されないのが動脈というのが一般的だね．動脈は拍動しているけれど静脈も同じく拍動しているので，いくつかの方法で確認することが大切だよ．

中心静脈カテーテル留置の合併症

中心静脈は死亡事故につながると聞きました．

そうだね，急性期には今出てきたような，血胸や気胸もあるけれど，時間が経って出てくる合併症もある．血栓が形成して抜去時に肺塞栓のような症状を示すこともある．

うーん．留置直後だけではなくそのあとも注意が必要ですね．

あとは感染だね．プロポフォールや血液などは細菌繁殖に非常に寄与するので，常に接続部に残留していないか気をつけるようにします．

麻酔・集中治療領域では必須のものだけど，合併症も多いということですね．

Chapter 09

動脈圧ラインと中心静脈穿刺

そのとおり．一度，麻酔科学会の中心静脈ガイドラインを熟読することをお勧めするよ．

■ 中心静脈カテーテルの適応

①高カロリー輸液が必要，末梢静脈からの投与が適当でない薬剤を必要とする症例．
②末梢静脈が確保できない症例．
③中心静脈圧測定が必要な症例など．
　穿刺部位：手術室では内頸静脈（特に右）が第一選択となることが多い，その他，大腿静脈など．

■ 中心静脈カテーテルの穿刺法

①頸部を伸展し，頭部を穿刺側と反対側に向け，頭低位にする．
②胸鎖乳突筋の胸骨枝外側と鎖骨枝内側で囲まれている．エコーを当てて内頸動脈・静脈を確認する（静脈に沿って印をつけておくとわかりやすい）．
③清潔なガウン，手袋を装着して，②で確認したあたりを消毒する（図9-6）．
④穴あきシーツをかけて清潔なカバーをかけたエコーを使用して再度内頸静脈を確認する（図9-7, 8）．
⑤エコーガイド下に静脈を穿刺してガイドワイヤーを挿入する（ガイドワイヤーが血管内にあることをエコーで確認すれば完璧！）．
⑥ダイレーターを挿入（ガイドワイヤーが可動良好か確認する）．
⑦ダイレーターを抜去してカテーテルを挿入する．
⑧ガイドワイヤーを抜去して，カテーテルからの逆血を確認すれば固定する．

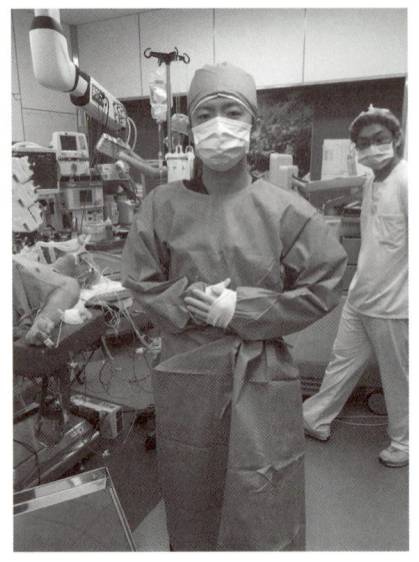

図9-6● 中心静脈穿刺時はマキシマムバリアプレコーション

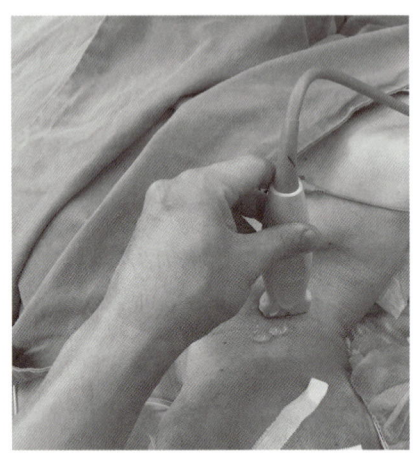

図9-7● 穿刺前に必ずプレスキャンを

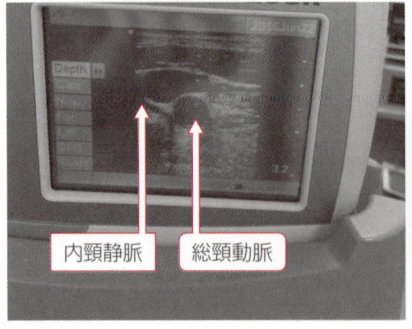

非圧迫時　　　　　　　　　　圧迫時

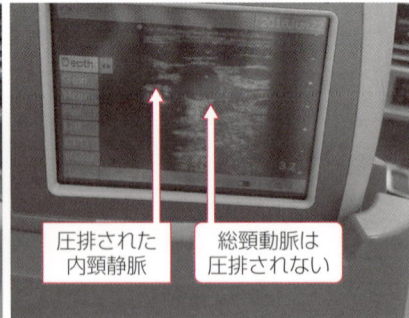

内頸静脈　　総頸動脈　　　　圧排された内頸静脈　　総頸動脈は圧排されない

図9-8● 内頸静脈と総頸動脈の鑑別をしっかりと

Chapter 09 動脈圧ラインと中心静脈穿刺

ポイント

- ☑ 動脈圧ライン挿入により連続的な血圧測定が可能となる
- ☑ 動脈圧ラインにより動脈血ガス分析が可能となる
- ☑ 動脈圧ライン操作時には空気塞栓に最大の注意を払おう
- ☑ 中心静脈穿刺を行うためには超音波で動静脈の位置関係を把握しよう
- ☑ 中心静脈穿刺を行う際はガウンを着てマキシマムバリアプレコーションで行おう

Memo 動脈圧ラインや中心静脈ライン確保時の注意点を記載しよう

Chapter 10 硬膜外麻酔と脊髄くも膜下麻酔

Introduction

硬膜外麻酔と脊髄くも膜下麻酔は，局所麻酔薬を脊髄神経に作用させ麻酔領域を得る方法です．これらの麻酔はそれぞれ単独で行われる場合と併用される場合があります．具体的には，全身麻酔に硬膜外麻酔を併用したり，脊髄くも膜下麻酔に硬膜外麻酔を併用します．ここでは，硬膜外麻酔・脊髄くも膜下麻酔の考え方について記載します．

硬膜外麻酔

今日は，開腹胃全摘なので硬膜外チューブを入れるのですね．

そうだよ．開腹範囲が大きいのと比較的若年なので入れておいたほうがいい．昨日説明して同意もいただいているよ．

術後鎮痛はフェンタニルの持続投与をしている先生方も多いようですが，どのように判断されているのですか？

Chapter 10

硬膜外麻酔と脊髄くも膜下麻酔

　良い質問だね．やはり適切な術後鎮痛は何かを考えていこう．もしも痛みが十分にとれなかったら，**痛みで不眠，交感神経の過剰亢進などが発生**するよね．逆に鎮痛が効きすぎていた場合，**低血圧，嘔気，呼吸抑制など**非常に危険な状態になるんだ．だから「適切な」術後鎮痛を提供する必要がある．

　なるほど．ではどうしてこの手術に硬膜外麻酔による術後鎮痛を選ばれたのですか？

　そうだね，まずは抗凝固薬内服などの禁忌がないことだね．もし抗凝固療法などが行われていれば術後に硬膜外血腫のリスクが増加するから．

　硬膜外血腫って，足が動かなくなる合併症ですよね．恐ろしい……．

　上位胸椎などで硬膜外血腫が発生すれば，消化管などの機能も影響を受けてしまう．だから硬膜外麻酔施行時は非常に気をつけないといけない．この患者さんで硬膜外を選択した理由は**硬膜外鎮痛により腸管運動が抑制されにくくなる**からだよ．消化器の術後には大切なことだからね．

　フェンタニルなどのオピオイドだと抑制されますもんね．

　そのとおり．ある程度の濃度までなら大丈夫だけど，この方は比較的若年なのでフェンタニルの濃度もかなり必要で，外科と相談して硬膜外鎮痛を積極的にしているよ．

　ところで，硬膜外鎮痛をしていると歩けるけど痛くないのはなぜですか？

　良い質問だ．図10-1を見よう．硬膜外麻酔は脊髄の周囲の硬膜外腔という空間にカテーテルを挿入するのだね．ここから持続で長時間作用性の局所麻酔薬を投与することで脊髄に鎮痛

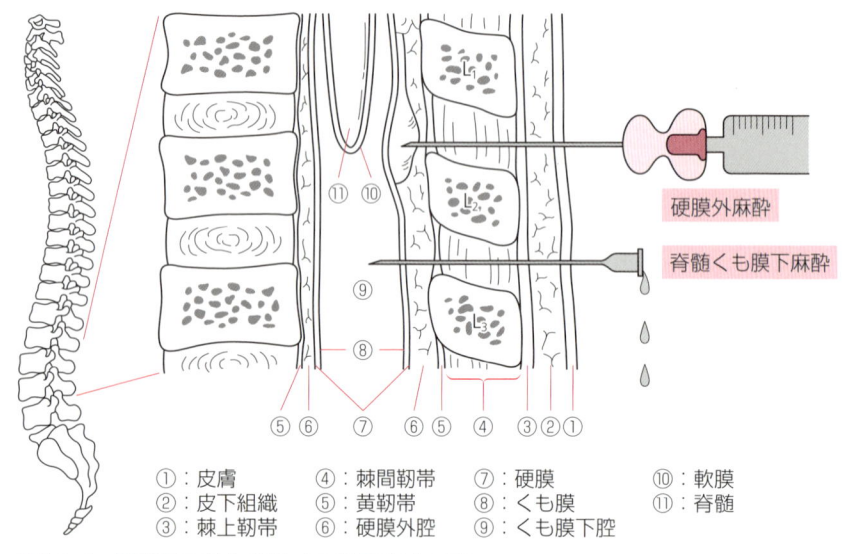

①：皮膚　　　④：棘間靭帯　　　⑦：硬膜　　　⑩：軟膜
②：皮下組織　⑤：黄靭帯　　　　⑧：くも膜　　⑪：脊髄
③：棘上靭帯　⑥：硬膜外腔　　　⑨：くも膜下腔

図10-1 ● 硬膜外麻酔と脊髄くも膜下麻酔の違い

に十分な濃度の麻酔を行うことができる．もちろん濃度を濃くしすぎると運動麻痺も起こるので要注意だ．

なるほど．施行時の注意は何ですか？　患者さんが覚醒しているうちに入れるのが普通のようですが……．

やはり，患者さんが起きているので，**体位をきちんととる**（図10-2）こと，**声掛けをして不安をとる**こと，そして**神経障害の早期発見と予防**（図10-3）だね．もし，患者さんが電撃痛を訴えた場合，神経損傷が疑われるので針を進める向きを変更しないといけない．

なるほど，だから基本的に覚醒状態で施行するのですね．

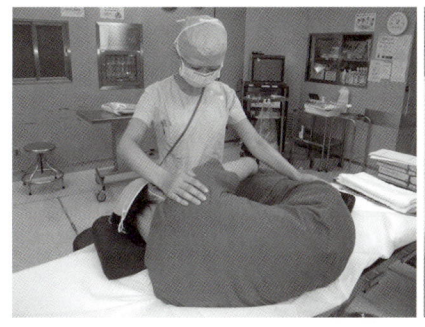

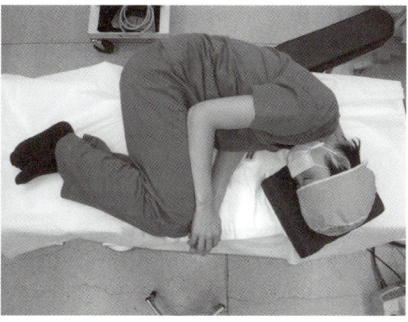

Chapter 10

硬膜外麻酔と脊髄くも膜下麻酔

図10-2 ● 硬膜外麻酔・脊髄くも膜下麻酔は体位が命

硬膜外麻酔セット　　消毒はしっかりと　　患者さんに声をかけながら硬膜外麻酔を行います

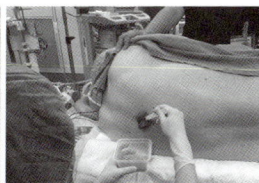

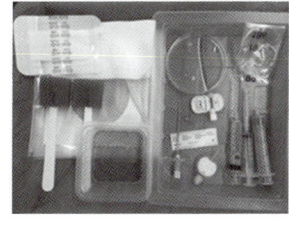

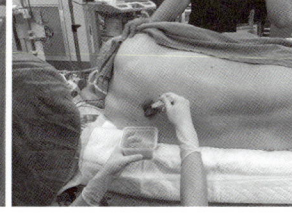

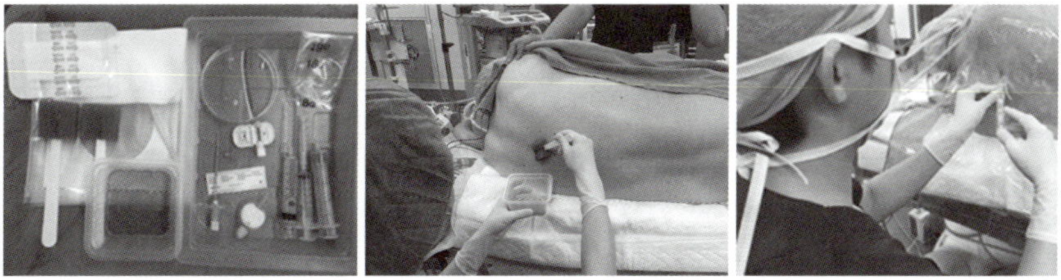

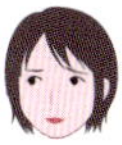

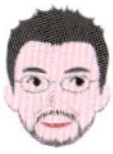

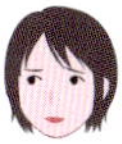

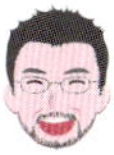

図10-3 ● 硬膜外麻酔

脊髄くも膜下麻酔

脊髄くも膜下麻酔っていわゆる下半身麻酔のことですよね．

そうだよ．今回は図 10-2, 3 に示すように，脊髄の周囲に針を進めて薬液を脊髄に直接作用させるのだよ．

脊髄損傷などは発生しないですか？

良い質問だ．基本的に脊髄は腰椎 L1-2 が最下端になっている．そこで，**脊髄くも膜下麻酔は基本的に L3 と L4 の間から**

109

針を進める．だから脊髄には損傷しにくいようになっているね．

　硬膜外麻酔と比べての意義は何ですか？

　やはり使用薬剤が少量の局所麻酔薬で済むことで，体への負担が非常に少ないことがあるね．高齢者の下肢の骨折は少々の全身合併症をお持ちの方でも安全に行うことができる．

　なるほど．帝王切開で行われることもあると聞いているのですが．

　帝王切開の際に脊髄くも膜下麻酔が行われる理由は，母親の脊髄のみに作用するため**新生児に麻酔薬が届いた状態で娩出されないという利点**があるからだよ．全身麻酔で帝王切開を行うと薬剤が少々児に届いて呼吸抑制が起こることもあり，呼吸補助などが必要になるんだ．きちんと最初から自分で啼泣，呼吸したほうがより安全だからね．

　ところで，いわゆる髄液採取も同じような感じですか？

　そうだよ．ただ，脊髄くも膜下麻酔は局所麻酔薬を脊髄に投与するのでより細い針で行うことができるね．

　脊髄くも膜下麻酔での注意点は何ですか？

　やはり術後に**嘔気や頭痛が発生するリスク**が大きいね．髄液が漏れることはあるからね．あとは，薬液が上位の脊髄まで届いてしまうと高位脊髄くも膜下麻酔となって呼吸循環が抑制される．**小指のしびれが出始めたらそれは呼吸・循環抑制を示唆する危険なサイン**だよ．

　わかりました．きちんとモニターして心して観察します．

Chapter 10

硬膜外麻酔と脊髄くも膜下麻酔

■ 硬膜外麻酔・脊髄くも膜下麻酔時の消毒

ポンプ式アルコールで手指をしっかり消毒し，清潔手袋を装着し作業を開始します．通常，清潔なガウンは着用しません．

針の穿刺部位を消毒液で2回消毒したのち，覆布を使用し清潔野を確保します．消毒範囲は1回目には広く，2回目には1回目より範囲を小さく行います．

■ 硬膜外麻酔の意義

神経支配領域の数分節で選択的に麻酔域を得ること（分節麻酔，segmental anesthesia）ができ，注入する局所麻酔薬の種類や量を調整することにより運動機能を損なわずに，鎮痛が可能となります（分離麻酔，differential anesthesia）．脊髄くも膜下麻酔に比べると，局所麻酔薬の総量が多くなる傾向があり，局所麻酔薬中毒に注意が必要です．カテーテル留置により長時間の麻酔管理にも対応可能となります．そのメリットは術後鎮痛として利用できる点，手術が長時間に及んだ場合にも麻酔維持の延長が可能な点などが挙げられます．

1. 適応

    胸部手術（おもに呼吸器疾患），腹部手術，整形外科手術，帝王切開など

2. 禁忌（もしくは，相対的禁忌）
    - 出血傾向〔先天的に抗凝固因子が欠乏している患者（血友病患者など），抗凝固剤投与中の患者や正常化するまでの休薬期間に満たない患者など〕
    - PTが約70%以下もしくはPLT 8万以下，肝機能異常，大量出血が予測される患者

- 敗血症患者，脊髄の腫瘍や炎症，穿刺部位に感染や炎症のある患者
- 頭蓋内圧亢進，脊椎の解剖学的異常による穿刺不可能患者
- その他，実際に体位をとって穿刺することが困難な患者（急性腹症患者など）

抗血小板薬・抗凝固薬の休薬期間目安

①抗血小板薬

7日前…アスピリン（バイアスピリン®），チクロピジン（パナルジン®），クロピドグレル（プラビックス®）

4日前…ベラプロストナトリウム（ドルナー®）

3日前…シロスタゾール（プレタール®）

2日前…ジピリダモール（ペルサンチン®），サルポグレラート（アンプラーグ®）

②抗凝固薬

4日前…ワルファリンカリウム（ワーファリン®）

3. 準備

硬膜外麻酔セット，生理食塩水，1％メピバカインアンプル（局所麻酔用）

4. 手技

①原則，体位：側臥位，アプローチ：正中法

穿刺方法：生理食塩水を用いた抵抗消失法

（他にアプローチとして傍正中法，硬膜外腔穿刺確認方法として懸滴法などもある）

➤ **硬膜外麻酔も脊椎麻酔も体位保持（頸部を曲げ，膝を抱えて前屈する姿勢）が一番大切，消毒もしっかりと!!**

②硬膜外麻酔針（Tuohy針）を棘間から穿刺し，棘間靱帯・黄色靱帯に固定します．内筒針を抜き，ガラス製注射器を

硬膜外麻酔と脊髄くも膜下麻酔

生理食塩水（2〜3 mL）で満たし接続します．注射器の抵抗を確認しながら数 mm ずつ針を進め，抵抗が消失したところで針の深さを確認します．

➤ **抵抗が消失するところが硬膜外腔 !!**

③硬膜外麻酔針を左手で保持し，針のベベルを頭側に向いていることを確認し，カテーテルを挿入していきます．目的位置までカテーテルを挿入し，カテーテルが抜けないように注意しながら硬膜外針をゆっくりと抜去します．カテーテル先端位置の目安は硬膜外腔**頭側に** 5 cm 程度です．

④カテーテルをコネクターに接続し，注射器で脳脊髄液・血液の逆流がないことを確かめ，フィルターを接続します．

⑤カテーテルでループを作成し（固定性をよくし抜けにくくするため），皮膚被覆材で固定します．

5．手術による挿入部位

硬膜外単独，全身麻酔と併用，術後疼痛のみ，などにより穿刺部位，局所麻酔薬の種類や投与量，効かせるべき範囲は異なります．（以下は参考まで）

 a）肺切除術：Th 4/5 〜 Th 7/8
 b）開腹胃切除術：Th 7/8 〜 Th 9/10
 c）開腹大腸切除術：Th 10/11 〜 L 1/2
 d）子宮筋腫摘出，帝王切開術，広汎子宮全摘術，前立腺全摘術，腎臓摘出：Th 12/L 1 〜 L 2/3

Th 12/L 1 からでは仙骨領域は期待できないこともあります．

6．合併症

1．局所麻酔中毒（不安・興奮・多弁 → 不整脈・痙攣 → 末期：呼吸循環不全・心停止）　2．脊麻後頭痛　3．硬膜外血

種　4．硬膜外膿瘍　5．全脊髄くも膜下麻酔など
7．術後疼痛管理（持続硬膜外注入）
　　携帯型ディスポーサブル注入ポンプを使用
　　使用薬剤は，ロピバカインなどの長時間作動性局所麻酔薬が基本
　　流量はダイヤルを回すことで変更できます．
　　（患者によりメニューを変更する場合もあり，指導医に相談すること）

脊髄くも膜下麻酔

くも膜下腔に局所麻酔薬を注入して脊髄の前根および後根をブロックする麻酔方法．腰椎から行われるため，腰椎麻酔（腰麻，lumbar anesthesia）とも言います．

(1) 適応手術

　　Th 6 以下の知覚神経支配領域の手術で，2〜3時間以内に終わる手術．1回注入法で行う場合が多く，局所麻酔作用時間に限りがあります．適応症例として，TUR（経尿道手術），外陰部の手術，帝王切開，膝，股関節の手術，痔核，鼠径ヘルニア，精索静脈瘤などです．呼吸機能が悪いなど全身麻酔に耐えられない場合，覚醒させておきたい場合も適応となります．

(2) 禁忌（硬膜外麻酔の禁忌に共通する部分が多い）

　①穿刺部位の感染

　②出血傾向（PTが約70％以下もしくはPLT 8万以下）

　③循環動態が不安定な患者

　④患者の同意，協力が得られない場合

　　＊中枢神経系の腫瘍，全身性炎症疾患，末梢神経障害でも

硬膜外麻酔と脊髄くも膜下麻酔

禁忌の場合があります．
＊下肢の知覚・運動障害がある場合，術前に麻痺の部位や程度を把握します．

(3) 準備

①いつでも全身麻酔に変更できる体制をとります．
麻酔効果，全身状態，手術時間によって全身麻酔に移行する可能性があります．
麻酔回路，挿管セット（喉頭鏡，気管チューブ，声門上器具など）などを開封せず準備します．

②薬品：脊麻用の局麻薬には高比重 0.5 ％ブピバカイン，等比重 0.5 ％ブピバカインがあります．高比重と等比重は紛らわしいので，**一方のみを持参し，薬品準備時には看護師さんと薬品名を声にして確認しましょう！！**
局所麻酔用に 1 ％メピバカイン 10 mL，昇圧薬として，エフェドリン，場合によってはフェニレフリンを準備します．

③脊麻用トレイ（5 mL ディスポシリンジ，10 mL ディスポシリンジ 1 本，18 G，25 G の注射針各 1 本，消毒用綿球とシャーレ）を用意します．

(4) 手技

①高比重液使用なら患側を下に，等比重なら患側を上に，側臥位をとる硬膜外麻酔施行時の体位に準ずる．
左右の腸骨陵を結ぶ線（ヤコビー線）が L4 棘突起レベルを通過するため，これをメルクマールとして，通常 L3/4，L4/5 棘突起間から穿刺します．一般的に，脊髄の下端（脊髄円錐部）が第 1 腰椎下縁，または第 2 腰椎上縁で終わるため，上位腰椎からの穿刺では脊髄損傷の危険性があり，

避けるべきです．
②清潔操作で行う．
③１％メピバカインを用いて局所麻酔を行い，その際，棘間靱帯を探り穿刺方向を決める．
④脊椎麻酔針を目的方向へゆっくり刺入．ある程度の深さから，内筒針を抜いて脳脊髄液の逆流を確かめながら，少しずつ進めます．**進めるときはもう一度，内筒針を戻すこと!!**
⑤脳脊髄液の逆流を認めたら，脊椎麻酔針を 90°ずつゆっくりと回転させ，全方向で脳脊髄液の逆流を確認します．
⑥脊椎麻酔針が動かないように，左手でしっかり把持し，あらかじめ用意しておいた局所麻酔薬の入った注射器を接続し，ゆっくり吸引し脳脊髄液の逆流を確認し注入します．薬液注入後，針を抜去します．
⑦穿刺部を皮膚被覆材で覆い，患者を仰臥位姿勢に戻します．
　＊おもに患側を効かせたい場合は，5～10 分間，側臥位を保持します．
⑧無痛域を調べる（cold test または pin prick test）．最初の数分は，患者を観察し，効果に応じて体位を調整し，副作用に対応します．

(5) 合併症

1. 脊麻後頭痛，2. 髄膜刺激症候群，3. 髄膜炎，4. 馬尾症候群，5. 一過性神経麻痺など．

硬膜外麻酔・脊髄くも膜下麻酔の注意点

①モニター：全身麻酔管理に準じて，血圧は頻回に測定する（血圧が安定するまでは最低 2.5 分おきに）．その他，パルスオキシメータ，心電図を装着し，循環・呼吸・意識レベルも常

硬膜外麻酔と脊髄くも膜下麻酔

にチェックします.

Th 1 ～ 5 に交感神経心臓枝が，Th 1 ～ 11 には外肋間筋支配枝があるため，徐脈・血圧低下・呼吸抑制を予防するために，麻酔高は Th 4 までにとどめます.

② 血圧が低下した場合，
  1. 昇圧薬（エフェドリン 4 mg または，フェニレフリン 0.1 mg）
  2. 輸液（リンゲル液，代用血漿液）負荷
  3. 酸素投与（鼻カヌラ，マスク）
  4. 下肢挙上，頭低位

③ 砕石位から仰臥位に戻すときは，片側ずつ足を下ろすように，血圧低下に注意. 手術終了後に無痛域，バイタルサインを確認します.

④ 無痛域が Th 4 以下でバイタルサインが安定していたら退室.

⑤ 脊椎麻酔中のあくびは，低酸素血症，低血圧などの原因により脳酸素需要不均衡が生じている可能性あるため，速やかに指導医に連絡しましょう!!

ポイント

- ☑ 硬膜外麻酔も脊髄くも膜下麻酔も神経損傷の可能性があるため十分に解剖と注意点を理解することが必要
- ☑ 硬膜外麻酔も脊髄くも膜下麻酔も施行後の確認が何よりも大切
- ☑ 施行時は患者さんとしっかりとコミュニケーションをとりながら行おう
- ☑ 患者さんが覚醒状態で行う理由は神経損傷の早期発見・予防のため

Memo 硬膜外麻酔，脊髄くも膜下麻酔時の注意点を記載しよう

Chapter 11

麻酔科と医療安全

Introduction

麻酔科は,間違えると患者の命に関わる薬・機器・手技が非常に多い科です.迷ったら自分1人で判断せず,必ず上級医に確認してください.麻酔科で学ぶリスクマネジメントの考え方はどの診療科に進んでも必ず役に立ちます.今日は麻酔科研修の1週間後の総括で中山,渡辺,藤田の3人の研修医は黒澤先生とカンファレンス室でミーティングです.

🧑 どうだったかな,この1週間は…….

🧑 いや,学生の頃の見学とは全く違う重い空気があって,何というか疲れました.

🧑 私ってこんなにできないって思って,とてもめげました.

🧑 いや,2人とも今は非常に良い経験をしているのだよ,**人の命をあずかる重み**を知って,**自分の課題を見つけている**わけだからね.

僕は何度も大きなミスをしかけて，その都度，冷や汗をかきました．

素晴らしい．藤田先生，**間違いは必ず起こる**のだよ．全身麻酔の準備から覚醒まで，いろいろなファクターが存在するよね．おそらく細かく分けると500以上のポイントがあると思う，それらに対してすべてミスなく過ごすことは難しいよ．でも，それに自分で気づいて修正していくこと，**不安を感じたらすぐに指導医に相談する姿勢が非常に大切**だね．

どうやったら，ミスは減るのでしょうか？

まずは「**to err is human**」**と認める**ことが大切だよ．そして，経験を積んでミスを早期発見できるようになればいい．それからミスを防ぐためのいろいろな考え方を学べばいい（図11-1）．どうしても手術件数や生存率などで医療の質が評価されがちだけど，**医療安全の考え方はできる限り安全性を維持する**，だからね．

当直明けは判断がものすごく鈍る，と聞きました．

100人手術して5年生存率60％さ！全国平均より大幅に高い

偶発症で救命できないのは10万例に1例くらいだ

エラーはできるだけ減らすぞ！

治療成績の考え方　　医療安全の考え方

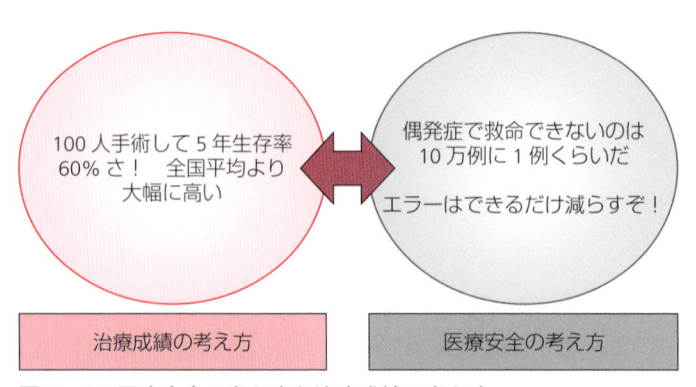

図11-1 ● 医療安全の考え方と治療成績の考え方

Chapter 11

麻酔科と医療安全

そのとおり，ある研究では 2 日酔いと変わらないという報告もあるくらいさ．そういうときは「ミスをしやすい」と常に自分で注意すること，周りが配慮することが大切さ．

ところで，皆，世界保健機構（WHO）って知っているかな？

はい，知っています．僕は，学生のとき国際医療研究会入っていましたからね．感染予防とかがん性痛のガイドラインとか作成している団体ですよね．

ほう，では，手術室のガイドラインは知っているかな？

知りません……．

実は **WHO は安全な手術のための 10 の必須目標**（表 11-1）というのを提示しているのだよ．今までの 1 週間を振り返ってごらん．抗生剤投与も患者確認も，タイムアウトもすべて含まれるだろう．

表11-1 ● 安全な手術のための10の必須目標

目標1:	チームは正しい患者の正しい部位に手術を行う
目標2:	チームは患者を疼痛から守りながら，麻酔薬の投与による害を防ぐことが知られている方法を使用する
目標3:	チームは命を脅かす気道確保不能つまり呼吸機能喪失について認識し効果的に準備する
目標4:	チームは大量出血を認識し効果的に準備する
目標5:	チームは，患者の重要なリスクを把握し，アレルギーあるいは薬剤有害反応を誘発することをさける
目標6:	チームは手術部位感染のリスクを最小にすることがわかっている方法を常に採用する
目標7:	チームは手術創内に手術器具とガーゼの不注意な残留を防ぐ
目標8:	チームはすべての手術標本を確保し，正確に確認する
目標9:	チームは手術の安全な実行のため，効果的に重要な情報共有を行う
目標10:	病院と公衆衛生システムは，手術許容量，実施数と結果の日常的サーベイランスを確立する

ほんとだ！　全部入っている．

しかもWHOはチェックリストまで作成してくれているのだよ（図11-2）．これに基づいて施設ごとの基準を作成してくださいと言っている．

なるほど，何でも世界基準のガイドラインの時代なのですね．

もちろん，ガイドラインに従うことは必要だけれど，自分の施設の特徴を考えて対応することが何よりも大切だ．そして，ルールに従うだけじゃなくて，あくまでも**自分のなかの医療安全意識を高める**ことだよ．

例えばどういうことですか？

例えば，全身麻酔中には，鎮静は十分？　鎮痛は十分？　筋弛緩は十分？　などと継続的に評価することかな．また，前に

麻酔導入前	皮膚切開前	手術室退室前
1 患者ID，手術部位，手術法と同意の確認 2 部位マーキング 3 麻酔器と薬剤チェック 4 パルスオキシメーターの装着と作動確認 5 患者評価 　①アレルギーの有無 　②気道確保困難誤嚥リスクの有無 　③500 mL以上出血リスクの有無	（看護師，麻酔科専門医，外科医合同） 1 すべてのメンバーが名前と役割を自己紹介したかを確認 2 患者名，手術法と皮膚切開の部位確認 3 抗菌薬投与が直前60分以内に行われたか 4 予測される重要事項の情報共有 　外科医：重要あるいはいつもと異なる手順，手術時間，予想出血量 　麻酔科医：患者特有の問題点 　看護師：滅菌の確認，器材に関する懸念 5 必要画像が掲示されているか	看護師が口頭確認する項目 　1 手術式名 　2 器具，ガーゼと針カウント 　3 標本ラベル 　4 対処すべき器材問題はあるか 術者，麻酔科医，看護師で 　5 この患者の回復と管理についての主な問題は情報共有

図11-2 ● 世界保健機構（WHO）手術安全チェックリストの概要

Chapter 11

麻酔科と医療安全

出てきた ABCD サーベイも同様に重要だよね．気道，呼吸，循環を順番にそして継続的に評価していく姿勢が大切さ．

黒澤先生，先生もたくさんミスしてきたのですか？

当たり前さ．**誰だって最初は研修医だった**のだよ．特に僕は反応が遅かったし物覚えも悪かったかな．レミフェンタニルを生食に溶解し忘れたりしたこともある．床に落ちていた水で滑って薬を割ってしまったこともある．今でもミスはしているけど，できる限り被害を最小限にするようにしているさ．

先生，でも起こってしまった場合はどうするのですか？

正直に状態を周囲に伝えて全力をつくすのさ．例えば，二次救命処置ってあるよね（図 11-3）．**手術によっては術者の腕や麻酔管理とは関係なく大量出血が起こることもある**．その場合，心停止が発生することも稀ではないよ．でも，ベストをつくすために二次救命処置ガイドラインがある．これはすべての医師が習熟すべきとされているし，麻酔科学会は専門医試験の受講の必須事項にしているくらいだよ．

なるほど，僕も早急に受講します．

そのとおり．ミスが起こらないことにすることも大切だし，起こった場合に全力をつくすことも両方大切さ．

あとは，早期に「報告・連絡・相談」を継続することが大切だよね．インシデント・レポート制度を用いることで医療安全管理室がさまざまなミスの傾向をつかんで対応策を考えてくれるわけだからね．

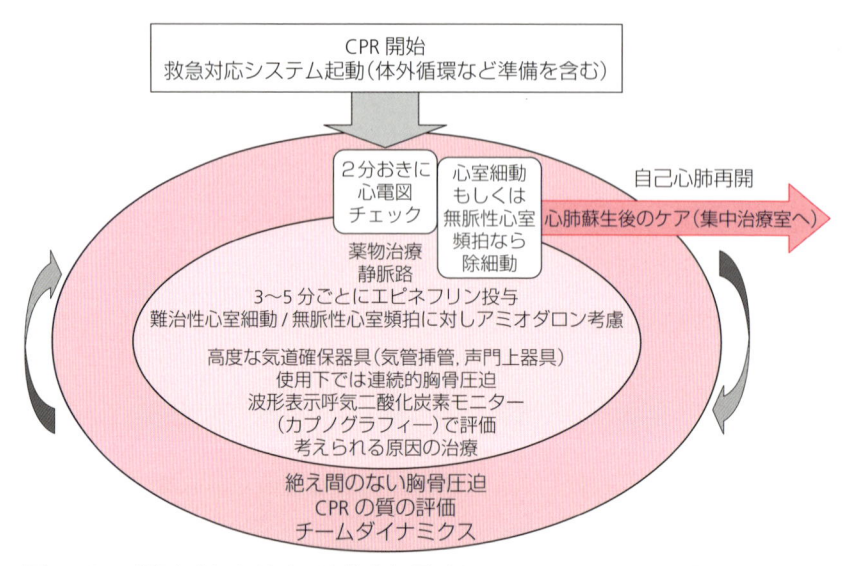

```
          CPR 開始
  救急対応システム起動（体外循環など準備を含む）
```

```
                              自己心肺再開
        2分おきに  心室細動
        心電図    もしくは
        チェック   無脈性心室  心肺蘇生後のケア（集中治療室へ）
                 頻拍なら
           薬物治療  除細動
           静脈路
      3〜5分ごとにエピネフリン投与
    難治性心室細動/無脈性心室頻拍に対しアミオダロン考慮
       高度な気道確保器具（気管挿管，声門上器具）
          使用下では連続的胸骨圧迫
          波形表示呼気二酸化炭素モニター
            （カプノグラフィー）で評価
           考えられる原因の治療
          絶え間のない胸骨圧迫
            CPRの質の評価
           チームダイナミクス
```

図11-3 ● 手術室内における二次救命処置（駒澤伸泰，南 敏明，著．「2016年2月臨床麻酔」誌より引用．一部改変）

インシデント・レポートって何か怖いのですが……．

インシデントはアクシデントすなわち事故ではないよね．**インシデントを報告することは評価にも罰則にもつながらない**よ．むしろきちんと報告することが初期臨床研修の1つの目標だと思うよ．

わかりました．黒澤先生は何か気をつけていることはありますか？

やはり，綿密な準備こそが大切だよね．患者さんの状態をきちんと把握して術式を理解して，モニタリングや動脈圧ラインや中心静脈の必要性を判断すること．あとは朝早く来て，**できる限り心に余裕をもって準備する**こと．**休めるときはきちんと休んでベストな状態で麻酔に臨む**ことが大切かな．

わかりました．あまり夜ふかししないようにします．

そうです．研修医の皆さんの麻酔科研修は始まったばかりです．麻酔管理，周術期管理の仕事の重要性と重みがわかってきただけでも素晴らしいことです．しっかり休んでまた来週会いましょう．来週からはいろいろな麻酔を経験してもらいますよ．

わかりました，来週も頑張ります．

■ インシデント・レポート・システム

皆さんが何かミスをしたら，インシデント・レポートとして報告してもらいます．誤解しないでいただきたいのは，インシデント・レポートは，「ミスを犯した者に対して罰を与えることを目的とした始末書ではない」ということです．むしろ，その逆で，同様のミス，あるいは重大な医療事故につながらないようにシステムを改善することが目的です（実際，リスクマネージャー研修では，「インシデントの原因を当事者の資質に帰結してはならない」と戒めています）．「ちょっとしたミス（これをヒヤリ・ハットと定義します）だから，報告するほどでもないだろう」ではなく，面倒がらずに（あるいは怖がらずに）どんどん報告してください．ハインリッヒの法則『1件の重大事故の背後には，29件の軽度の事故があり，300件のインシデントがある』です．具体例を挙げると，300件の患者さんへの氏名確認に関するインシデントがあり，29件の氏名間違いによる薬剤処方ミス，そして1件の患者さん取り違えによる手術部位間違い，が存在するというものです．医療事故を防ぐためのシステムを構築するのは医療安全対策室の役割ですが，

そのためには皆さんからのたくさんの報告が必要です．

　初期臨床研修医の行動目標にもインシデント・レポートを報告できる，というような項目がある施設も多いと思います．

WHO 手術安全チェックリストの意義

　「アナタはなぜチェックリストを使わないのか？」の著書で知られる外科医アトゥール ガワンデは WHO と手術室の安全性を高めるチェックリスト「WHO 手術安全チェックリスト」を共同開発しました．このチェックリストは，2009 年に正式公開され，世界中へ普及しています．同年のパイロットスタディでは，16 歳以上の非心臓手術 3,733 例を前向きに登録し，チェックリスト導入後 3,955 例と比較しました．チェックリスト導入により術後死亡率は 1.5 ％から 0.8 ％へと有意に減少し，合併症も 11 ％から 7 ％へと有意に減少しました．この研究のエビデンスは，インパクトが大きく本チェックリストの普及の原動力となりました．WHO 手術安全チェックリストの有効性については，エビデンスが蓄積され有効性を疑問視する論文も登場しましたが，メタアナリシスにより臨床的予後改善へも有効であることが示唆されます．

　WHO のチェックリストは，それぞれの地域や医療文化のなかで臨機応変に応用されることば望まれます．なぜなら，チェックリストの本来の目的は，業務プロセスの欠陥を発見，減少させるためのツールであり，チームワークや情報共有などのコミュニケーション円滑化のために存在するからです．WHO 手術安全チェックリストは，「WHO 安全な手術のためのガイドライン」に基づいており，各病院で使用者自らが各病院の環境に合わせた内容に能動的に修正し，活用することが重要です．

Chapter 11 麻酔科と医療安全

もちろん，WHOチェックリストを使用する以前に10項目の必須目標について各職種が深い理解を行うことが大切です．

ポイント

- ☑ 世界保健機構（WHO）の手術室安全ガイドラインを熟読しよう
- ☑ 二次救命処置にも成熟しよう
- ☑ ミスは誰でもある．それをいかに予防し早期発見するかが大切
- ☑ 医療の世界でも「報告・連絡・相談」がミスを防ぐ
- ☑ インシデント・レポートは誰かを罰するものではない

Memo 手術室で自分が気をつけていることを書き出してみよう

COLUMN
周術期管理チームの概念

　周術期に麻酔科医をはじめとする医療従事者は，診断および評価，治療方針の決断や修正を常に繰り返しながら複雑なタスクを処理していきます．処理量の複雑さと多さから，周術期の医療安全管理では，メディカルスタッフ全体のチームとしての協力が不可欠です．この患者さんにベスト尽くすための多職種連携の概念が「周術期管理チーム」という概念です（図11-4）．

　現在，さまざまな方向性から患者予後改善と医療安全向上に対する試みが行われています．しかし，この2つの目標は独立したものではなく，相互に綿密に関連し同時に行う必要性があります．行動内容を因子別に分類したものが図ですが，これらの行動は単独の診療科や職種だけで完遂できるものではなく，多診療科・多職種連携により初めて可能となります．高齢化する手術患者の総合的なリスクを決めるのは，基礎疾患の有無であり，既往歴や内服歴，そして現在の治療内容について十分な評価と準備が必須です．周術期医療の質を高めるため，術前の診療科横断的なコンサルテーション機能を整備する必要があり，看護師，薬剤師，理学療法士，歯科衛生士など，複数の診療スタッフのコーディネートを行うために，十分な多職種連携が必須です．麻酔科に進まなくても手術室と関係のない診療科はありません．麻酔科研修中にいわゆる「周術期管理チーム」とは何かを意識することが大切です．

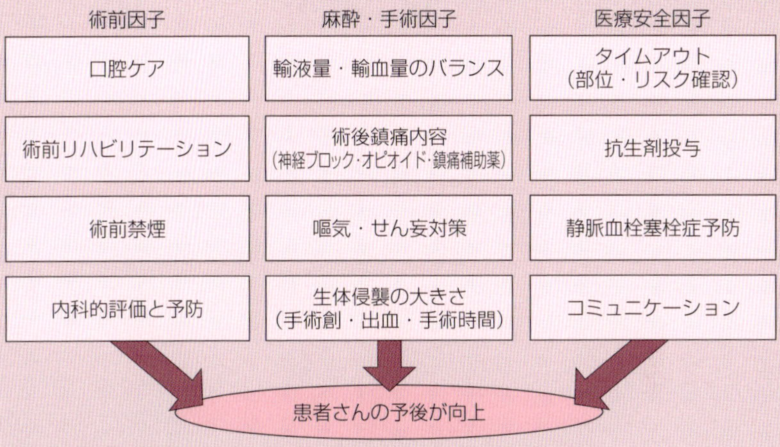

Chapter 11

麻酔科と医療安全

術前因子	麻酔・手術因子	医療安全因子
口腔ケア	輸液量・輸血量のバランス	タイムアウト（部位・リスク確認）
術前リハビリテーション	術後鎮痛内容（神経ブロック・オピオイド・鎮痛補助薬）	抗生剤投与
術前禁煙	嘔気・せん妄対策	静脈血栓塞栓症予防
内科的評価と予防	生体侵襲の大きさ（手術創・出血・手術時間）	コミュニケーション

→ 患者さんの予後が向上

図11-4 ● 周術期患者予後改善・医療安全向上のための因子

おわりに
～1週間経過して～

　さて，周術期管理の入門書を，という企画を中外医学社の五月女様，井上様よりいただき，研修医に実際に接しているような実況中継形式の教科書を作成してみました．周術期管理チームの重要性が叫ばれる現在，初期臨床研修医の先生たちだけでなく，看護師や臨床工学技士などのメディカルスタッフの方々にも麻酔科医の仕事を理解いただこうと考え作成いたしました．

　本書で第1巻は終わりですが，これは麻酔科研修の最初の3日間，1～2週間の出来事です．多くのメディカルスタッフの真摯な姿，患者さんの期待，不安に囲まれ藤田，中山，渡辺の新人医師は疲労困憊できっと今週末はずっと寝ているでしょう．しかし，週明けには再度新たな気持ちで麻酔科研修に戻ってきてくれるはずです．

　第2巻では，内容は3人が各科の特徴的な麻酔に立ち向かっていくさまを実況中継していきたいと思います．

著者　記

参考資料：麻酔説明書の1例

（北大阪医科大学附属病院）

麻酔を受ける患者さまへ

　この冊子は，麻酔について簡単に説明したものです．内容は一般的な麻酔についての説明です．当てはまらない患者さまもおられますのでその場合は個別に説明させていただきます．

　また，下半身麻酔（硬膜外麻酔・脊髄くも膜下麻酔）だけで麻酔を予定されている患者さまも場合によっては途中で全身麻酔に変更になることがありますのでお読みください．

　お読みになって何か不明な点・心配な点があればお尋ねください．

目次
A．麻酔とは
B．麻酔を受けられる患者さまへのお願い
　　（必ずお読みください）
C．全身麻酔の流れ
D．全身麻酔と硬膜外麻酔を併用して受ける患者さまへ
E．脊髄くも膜下麻酔または硬膜外麻酔（下半身麻酔）の手術を予定されている患者さまへ

A. 麻酔とは

　麻酔とは，手術中の痛みや意識を取り除くだけでなく患者さまの状態を見守り，いろいろな処置を行うことにより**手術が安全に行えるようにすること**です．

　患者さまの全身状態を管理するために，血圧・脈拍・心電図・呼吸状態・体温などを常に監視しています．何か異常があれば直ちに適切な処置が行われます．

　この全身状態の管理は麻酔科医（麻酔を専門とする医師）によって行われます．手術中は常時，麻酔科医が患者さまのそばにいます．麻酔法も患者さまに適したものを麻酔科医が選びます．

　このように万一の状態に備えて対応できる状態にあって初めて安全に手術が行われます．

B. 麻酔を受ける患者さまへのお願い

　麻酔にはさまざまな薬を用いますが，稀に薬に対して予期できない反応が生じることや，その他にも予想できないことが起こることがあります．我々麻酔科医は常に最善を尽くしておりますが，より安全な麻酔には患者さまの協力が必要です．

　以下のことをよく読み，ご協力をお願いいたします．

【入院する前のお願い】

1. 禁煙してください

　タバコを吸っている方は手術後の痰が多くなり肺炎を起こしやすくなります．また，咳が出やすいので傷の痛みが強くなります．手術が決まっ

た時点で禁煙をしてください．

2．マニキュア・つけ爪は外しておいてください

　手術中は手・足の爪に酸素モニターを付けて体内の酸素濃度を常時測定しています．マニキュアやつけ爪をしていると，この酸素モニターが正しく作動できなくなりますのであらかじめ取り除いてください．爪は，短く切ってください．

3．化粧・ヒゲは除去してください

　手術中には，気管チューブやカテーテルを抜けないようにするため，テープで固定します．化粧やヒゲによってテープがつかないことや，剥がれやすくなってしまうことで，大切なカテーテルが抜けてしまう危険性があるので事前に除去していただきます．

　また，手術中は目の乾燥を防ぐために目にシールを貼りまぶたを閉じた状態にしています．そのため，手術が終了してシールをはがす際にまつげのエクステンションが取れてしまうことがありますので，可能であればあらかじめ外してきてください．

【入院してから手術当日までのお願い】

1．麻酔の説明と術前診察を行います

　手術の前日（休日の場合は前々日）に術前診察室にお越しいただき，麻酔の説明と術前診察を行います．

［麻酔の説明］

　ここでは，麻酔に関する説明を行ないます．麻酔に関する疑問や質問があればこの時に聞いていただければ結構です．麻酔の説明終了後，承諾いただければ麻酔の同意書もいただきますので，**未成年の場合は保護者の方も必ず同席してください**．

［術前診察］

　患者さまのなかには手術の対象となる病気以外にも，他の病気をおも

ちの方がいらっしゃいます．病気によっては安全に手術をするための麻酔方法を決定するにあたって重要になるものがあるため，患者さまの身体（既往歴・現病歴・家族歴）を詳しく知る必要があります．**身体の異常や医師に異常を指摘されていることがあればできるだけ教えてください．**

- どんなご病気をされましたか？

  今までにされたご病気や異常などについて教えてください．

  また，過去に治療され現在は治っている病気についてもお知らせください．

- アレルギーはありませんか？

  薬や食べ物のアレルギーだけでなく，ゴム製品（ラテックス製品）や金属によるアレルギーも注意が必要です．アレルギーによる症状や日常生活での対応方法などもあれば教えてください．

- どんなお薬を飲んでいますか？

  他の病院で処方されているお薬もあれば教えてください．特に**血が固まりにくくなる薬（バイアスピリン，ワルファリンなど）を内服されている場合は必ず申し出てください．**

  手術中に血が止まらないことや，硬膜外麻酔・脊髄（せきずい）くも膜下麻酔（まっかますい）の後に足の麻痺を起こすことがあります．

2. 絶飲食の時間は必ず守ってください

  胃の中に食べ物が残っていると，麻酔中に胃の中から口の中に逆流し，さらに気管の中に入ることがあります（誤嚥（ごえん））．こうなると胃酸によって重症の肺炎を起こし，場合によっては生命を落としてしまうこともあります．**もし誤って指示以外のものを飲食・内服してしまった場合は主治医や看護師に必ず知らせてください．**

3. 義歯（入れ歯）やアクセサリーは必ずはずしてください

  義歯が麻酔をかける際や手術中に外れてしまうと誤嚥や口の中を傷つ

けてしまう危険性があります.

　また，手術中に使用する電気機器の種類によっては，義歯やアクセサリー・ヘアーピンなどの金属部分で熱傷（やけど）を起こしてしまうことがあります．手術室に入室するまでに必ずはずしてください．

4. 手術の遅延・延期の可能性があります

　手術の進行具合により，**手術時間が前後する可能性があります**．また，患者さまの手術前の状態によっては手術を延期する場合があります（発熱した場合など）．

　万全な状態でより安全な手術を行うためですのでご了承ください．

C. 全身麻酔の流れ

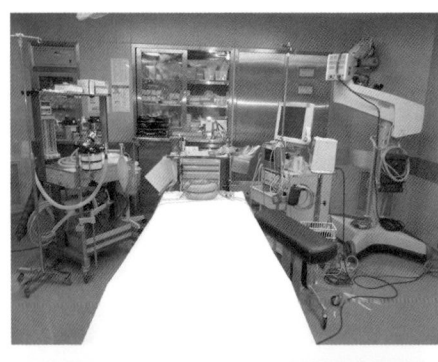

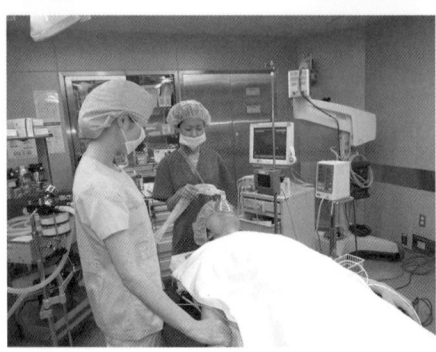

1. 麻酔の準備を行います

　手術室では見慣れない機器や器具が数多くありますが，患者さまの安全を守るためのものです．まず初めに，心電図や血圧計，酸素モニターなどをつけます．特に痛みを伴うものではありません．

2. 点滴をします

　手術によっては太い針で点滴をさせていただくことがあり，病棟での点滴よりも痛く感じることがあります．いろいろなことを同時に行い少し慌ただしい感じがするかもしれませんが，

声をかけながら行いますので心配いりません.
3. 酸素吸入を行います

　マスクからの酸素吸入を行います. ゆっくりと呼吸をしてください. ほとんどの場合は点滴から全身麻酔のお薬を投与しますので, 特別な処置はありません.
4. 口からチューブを入れます

　麻酔が効いた後で, 口から喉の奥（気管）まで人工呼吸用のチューブを入れます. 麻酔が効いているので苦しいことはありません. しかし, このチューブを入れる時に前歯がぐらついたり折れたりする場合があります. 現在歯がぐらついている, 差し歯を使っている方はあらかじめ申し出てください.
5. 手術中について

　手術中は麻酔科医がそばにいて患者さまの状態と手術の進行状況を見ながら麻酔の強さ・長さを調節し, 必要があれば適切な処置を行います.
6. 麻酔からの覚醒（目がさめること）

　手術が終われば通常, 数分から数十分で麻酔から覚めます. このとき, まだ口からのチューブが入ったままになっているので苦しかったりむせる感じがあったりしますが, ゆっくりと大きな呼吸をしてください（心臓の手術など, 必要のある場合は手術の後もしばらく麻酔がかかっている状態にすることもあります）.
7. 口に入ったチューブを抜きます

　しっかりと麻酔から覚め, 患者さまが充分に自分の力で呼吸がしっかりとできることを確認できたら口のチューブを抜きます.
8. 手術室から帰ります

　口のチューブを抜き, 呼吸や意識が戻り血圧などが安定していることを確認すれば麻酔は終了です. お部屋に帰れます. しかしまだ少しぼんやりしているため, 手術室を出て行くときの記憶がないことが多いよう

です．通常は病棟のお部屋に帰りますが，大きな手術の場合は集中治療室（ICU）へ入っていただくこともあります．

特別な場合を除き，麻酔中に尿をするための管を入れます．麻酔から覚めたときに尿意（おしっこをしたい感じ）を感じることがありますが，この管による違和感です．

以上が全身麻酔のおおまかな流れです．

注意

口の中のチューブは声門（声を出すところ）を通るため，**手術の後に嗄声（さ せい）（声がかれる）が起こることがあります**．ほとんどは数日で元に戻りますが，稀に回復が遅れる場合があります．その場合もリハビリなどで回復します．しかし稀に，長期間持続し手術などの処置を必要とすることもあります．

その都度，主治医と相談しながら経過を見ます．

D. 全身麻酔と硬膜外（こうまくがい）麻酔（ま すい）を併用して受ける患者さまへ

主治医から硬膜外麻酔を行なうことを説明されている患者さまはお読みください．

また，以下の手術の場合に硬膜外麻酔を行うことが多いので該当する患者さまは主治医とご相談ください（最終的には麻酔科医が麻酔方法を決定します）．

硬膜外麻酔を行うことが多い手術（必ずしも行うとは限りません）

- 肺の手術
- 腹部の開腹手術（胃，胆嚢，腸，子宮，腎臓，膀胱など）
- 下肢の手術（股関節，膝関節の人工関節など）

内視鏡手術のように手術後の痛みがそれほど強くない場合は硬膜外麻酔を行いません．

【硬膜外麻酔の目的】

ほとんどの手術は全身麻酔だけでも可能です．しかし，手術後の痛みが強いと予想される場合は**痛みを軽減するために硬膜外麻酔を併用することがあります**．

硬膜外麻酔は背中（背骨の間）から細いチューブ（直径1 mmくらい）を入れます．このチューブから麻酔薬を入れると痛みが和らぐのですが，手術中だけでなく手術後にも使うことができます．これにより傷の痛みはかなり軽減します．

以上のように，痛みに対し有効な硬膜外麻酔ですが，背中からチューブを入れるときに少し協力が必要です．皮膚に局部麻酔をしますのでそれほど強い痛みではありません．局部麻酔をする痛みだけです．背中からチューブを入れるときは患者さまが動くと危険ですので，痛いときは動かず声に出して言ってください．

【硬膜外麻酔の手順】

1. 硬膜外麻酔は心電図や血圧計を装着し，点滴をとったあとに行います．
2. 硬膜外麻酔を行う姿勢をとります．

背中を丸くし，背骨の間を広げることでスムーズに硬膜外麻酔を行うことができます．

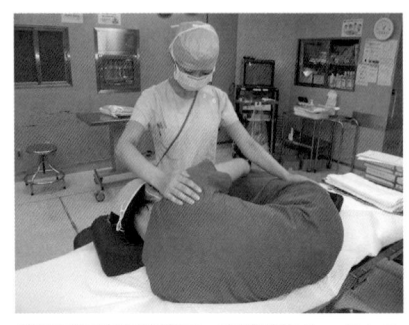

横向けに寝た状態で，両膝を抱え，おへそを見るように首を曲げ，小さく丸くなっていただきます．

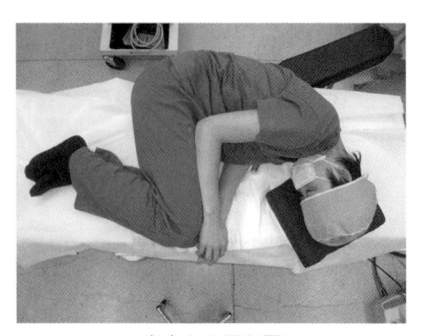

真上から見た図

3. 消毒し，シーツをかけます．
4. 局所麻酔をします．

局所麻酔を行うときは必ず声をかけます．突然針を刺すことはありません．

5. チューブを入れるための針を刺します．

これは局所麻酔が効いているので痛くないのですが，押されるような感じがします．この操作は難しいので少し時間がかかりますが，**動くと危険なので動かないでください**．もし痛みや，しびれた感じがあれば**動かずに声を出して教えてください**．

6. 消毒し，テープで固定します．

以上で硬膜外麻酔が終わります．

脊髄くも膜下麻酔または硬膜外麻酔（下半身麻酔）の手術を予定される患者さまへ

脊髄くも膜下麻酔と硬膜外麻酔はどちらもおへそから下に効く麻酔方法です．背骨の腰の辺りから針を刺して薬を入れると下半身がしびれて

くるのでいわゆる『下半身麻酔』と呼ばれるものです．どちらも共通点が多いので一緒に説明します．

全身麻酔になることがあります

これらの麻酔方法を予定されていても，次のような場合は全身麻酔に変更されますのでご了承ください．また，**この冊子のA〜Dもお読みください**．

安全性は全身麻酔も同程度ですので心配ありません．
- 術前に血が止まりにくいと考えられた場合（肝疾患，薬剤など）
- 背骨の変形が強く針が入りにくい場合（側弯，高齢者など）
- 針を刺す部位に感染がある場合
- 麻酔の効果が不十分な場合（数%くらいあります）
- 手術が長時間になると思われる場合
- その他，麻酔科医が必要と判断した場合

【麻酔の手順】
1. 脊髄くも膜下麻酔は心電図や血圧計を装着し，点滴をとった後に行います．
2. 脊髄くも膜下麻酔を行う姿勢をとります．
  背中を丸くし，背骨の間を広げることでスムーズに脊髄くも膜下麻酔を行うことができます．
3. 消毒し，シーツをかけます．
4. 局所麻酔をします．
  局所麻酔を行うときは必ず声をかけます．突然針を刺すことはありません．
5. チューブを入れるための針を刺します．

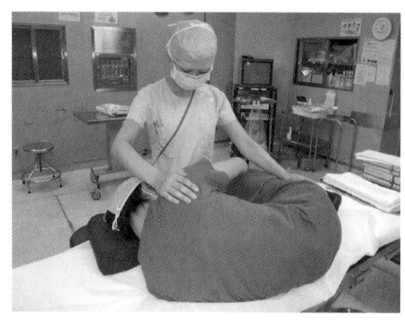

横向けに寝た状態で，両膝を抱え，おへそを見るように首を曲げ，小さく丸くなっていただきます．

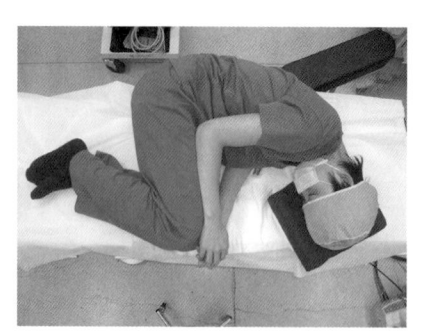

真上から見た図

　これは局所麻酔が効いているので痛くないのですが，押されるような感じがします．この操作は難しいので少し時間がかかりますが，**動くと危険なので動かないでください**．もし痛みや，しびれた感じがあれば**動かずに声を出して教えてください**．
6. 消毒し，テープで固定します．
7. 麻酔の効果を確認します．

　麻酔の効果は氷や消毒用のアルコールで調べます．麻酔が効くと冷たさを感じなくなります．このとき，触っているのがわかっても，冷たいと感じなければ麻酔は効いています．

　麻酔薬が入ってもすぐに麻酔は効きません．脊髄（せきずい）くも膜下麻酔（まっかますい）は5分くらい，硬膜外麻酔は15分前後かかります．

　麻酔が十分効いていれば手術が始まります．

脊髄くも膜下麻酔・硬膜外麻酔（下半身麻酔）の合併症について

［危険性および合併症］
①麻酔剤で稀にアレルギー反応を起こすことがあります．
②麻酔剤が血液中に吸収されすぎると，頭がフワッとなるような気分不快を生じることがあります．
③麻酔剤が効きすぎて，血圧が低くなりすぎることがあります．
④針が深く入りすぎたことで，麻酔が効きすぎることがあります．また，針が深く入りすぎると，麻酔の後4〜5日頭痛が起こることもあります．
⑤神経に針が当たることで，稀に神経を傷つけ麻酔のあともピリピリした痛みが続くこともあります．
⑥針を刺した硬膜外腔に，血の塊ができたりバイ菌が入り膿みが貯まることが稀に起きます．

（参考）
脊髄くも膜下麻酔と硬膜外麻酔の違い

　背骨にある脊髄神経は硬膜というものでできた細長い袋の中にあり，液体の中に浮かんでいます．硬膜外麻酔はその名のとおり，硬膜の外に麻酔を入れます．麻酔薬は硬膜を通して脊髄神経に作用するため，効くのに時間がかかるのです．脊髄くも膜下麻酔は硬膜の中に麻酔薬を入れる（針で硬膜を破る）ので麻酔はより速く効きます．つまり両者は針を刺す深さが違います．
　どちらの麻酔法も一長一短があり，どちらが優れているとは言えません．それぞれの特徴を考え，より適したほうを選びます．

参考ガイドライン

日本麻酔科学会各種ガイドライン
http://www.anesth.or.jp/guide/index.html

歯科医師の医科麻酔研修ガイドライン
産科危機的出血ガイドライン
NICU に入院している新生児の痛みのケアガイドライン（実用版）
WHO 安全な手術のためのガイドライン 2009
気道管理ガイドライン 2014（日本語訳）
周術期禁煙ガイドライン
禁煙啓発ポスター
安全な中心静脈カテーテル挿入・管理のための手引き 2009
日帰り麻酔の安全のための基準
安全な麻酔のためのモニター指針
宗教的輸血拒否に関するガイドライン
危機的出血への対応ガイドライン
無呼吸テスト実施指針
患者プライバシー保護に関する指針
麻酔器の始業点検
骨髄バンクドナーに対する麻酔管理
薬剤シリンジラベルに関する提言
脳死体からの臓器移植に関する指針
教育ガイドライン改訂第 3 版
Awake craniotomy 麻酔管理のガイドライン
術前絶飲食ガイドライン

米国心臓協会二次救命処置ガイドラインの要旨（日本語版）
https://eccguidelines.heart.org/wp-content/uploads/2015/10/2015-AHA-Guidelines-Highlights-Japanese.pdf#search='AHA+2015'

索 引

あ行

亜酸化窒素	60
アルコールジェル	3
胃液	77
胃管チューブ	78
いびき	14, 18
医療安全	6
医療用麻薬	14
インシデント・レポート	125
咽頭痛	15
エフェドリン	29
嘔気	107
オピオイド	107
おもな薬剤	56

か行

下大静脈	100
合併症	20
カフテスト	27
カプノグラム	34, 38, 51
カプノメーター	38
換気	46
換気困難	18
完全静脈麻酔	60
感染対策	6
気管挿管	43
気管チューブ	11
気道管理困難	17
気道保護	46
逆流防止弁	30
急変対応	4
共感的態度	20
狭心症	34
緊急手術	18
筋弛緩薬	4, 7, 14
空気塞栓	105
クリティカルケア	4
頸動脈触知	39
血管作動薬	100
血中二酸化炭素濃度	37
高カロリー輸液	100
交感神経	107
抗凝固薬	21, 107
高血圧	18
抗血小板薬	21
喉頭鏡	50
喉頭痙攣	82
硬膜外麻酔	106
呼気二酸化炭素	51
呼吸機能検査	11
呼吸抑制	107
コミュニケーション	7, 118

さ行

サイフォン現象	58
嗄声	15
酸素化	46, 70
三方活栓	30
指導医	86
自発呼吸	79, 87
周術期管理チーム	19

145

集中治療室	15		大腿静脈	100
手指消毒	2, 6		体動	86
術後鎮痛	58		タイムアウト	75
術前禁煙ガイドライン	17		多剤耐性菌	6
術前診察室	10		中心静脈カテーテル	100
術前説明	10		超音波	102
術前評価	11		超短時間作用性	58
術野（清潔野）	2		鎮静薬	14
上大静脈	100		手洗い看護師	7
心筋梗塞	34		低酸素血症	34
神経障害	14		デスフルラン	60
神経障害予防	69		同意	10
人工呼吸	37		橈骨動脈	94
心室中隔欠損	30		動脈圧ライン	41, 93
心停止	43		動脈血ガス分析	105
心房中隔欠損	30		**な行**	
睡眠時無呼吸	18			
睡眠時無呼吸症候群	45		二酸化炭素	34, 46
スタイレット	27		尿量確保	81
ステロイド	21		脳梗塞	34
スニフィングポジション	50		脳波モニター	15
スパイログラム	11		**は行**	
スリップジョイント	27			
生理食塩水	96		バイタルサイン	117
世界保健機構	75		バッグバルブマスク	26
脊髄くも膜下麻酔	106		針刺し予防	6
舌根沈下	82		半減期	58
セボフルラン	60		非術野（不潔野）	2, 7
全身麻酔	13		ピンインデックスシステム	25
挿管困難	18		フェニレフリン	29
た行			プロポフォール	29
			米国麻酔学会	18
体温	41			
体温調整	39			

ま行

マキシマムバリアプレコーション	105
麻酔科学会	39
マスク	3
マスク換気	43
末梢循環不全	34
麻薬	7
マンシェット	93
脈拍	41
無痛域	116
モニタリング	34

や行

有害反射	81

ら行

ラリンジアルマスク	43
リークテスト	26
リスクマネジメント	2
リドカインゼリー	27
リバース	90
輪状甲状膜穿刺	55
ルート確保	69
レミフェンタニル	29, 57
ロクロニウム	57

欧文

Cormack（コーマック）分類	52
Mallampati（マランパチ）分類	17
SpO_2	41
WHO	75

監修者
南　敏明（みなみ　としあき）
大阪医科大学麻酔科学教室教授

略歴
1987 年 3 月	大阪医科大学卒業
1987 年 6 月	大阪医科大学麻酔科学教室に入局
1993 年 3 月	大阪医科大学大学院修了, 医学博士
2002 年 4 月〜	大阪医科大学麻酔科学教室教授
2005 年 10 月〜	大阪医科大学附属病院中央手術部長
2006 年 6 月〜	関西医科大学客員教授
2012 年 4 月〜	大阪医科大学附属病院副院長

賞罰
1994 年 11 月	平成 6 年度日本医師会医学研究奨励賞
1998 年 4 月	1997 年度 Astra Research Award

専門医
麻酔科標榜医, 日本麻酔科学会専門医・指導医, 日本ペインクリニック学会専門医

研究テーマ
神経障害性痛の発現機構の解明と治療薬の開発

著者
駒澤 伸泰（こまざわ　のぶやす）
大阪医科大学附属病院医療技能シミュレーション室　副室長
(同麻酔科学教室教育主任・助教)

略歴
2006 年	大阪大学医学部卒業. 大阪大学医学部附属病院, 宝塚市立病院, 兵庫県立がんセンターなどで研修
2013 年〜	大阪医科大学附属病院医療技能シミュレーション室副室長 (同麻酔科学教室助教)
2015 年	ハワイ大学シミュレーションセンター SimTiki に留学

資格
日本麻酔科学会専門医, 日本緩和医療学会専門医,
日本ペインクリニック学会専門医, 日本蘇生学会指導医,
Certificate Healthcare Simulation Educator（Society of Simulation and Healthcare 公認）

研究テーマ
シミュレーションを用いた多職種連携教育, 鎮静安全管理, 緊急時気道確保とその訓練

麻酔科研修 実況中継！
第1巻 麻酔・周術期管理の基本編　ⓒ

発　行	2016年11月10日　初版1刷
監修者	南　　敏　明
著　者	駒　澤　伸　泰
発行者	株式会社　中外医学社
	代表取締役　青　木　　滋

〒162-0805　東京都新宿区矢来町62
　　電　　　話　　(03)3268-2701(代)
　　振替口座　　00190-1-98814番

印刷・製本/三和印刷(株)　　　　　　＜KS・SI＞
ISBN978-4-498-05524-7　　　　　Printed in Japan

JCOPY　＜(株)出版者著作権管理機構 委託出版物＞

本書の無断複写は著作権法上での例外を除き禁じられています．複写される場合は，そのつど事前に，(社)出版者著作権管理機構（電話 03-3513-6969，FAX 03-3513-6979，e-mail: info@jcopy.or.jp）の許諾を得てください．